My Baseball Score Book

Contact Details
_____
_____
_____

DEDICATION

This Baseball Scorebook is dedicated to all the Baseball Coaches out there who want to track the stats and scores of their games and document their findings in the process.

You are my inspiration for producing books and I'm honored to be a part of keeping all of your baseball notes and records organized.

This journal notebook will help you record your details about your baseball games.

Thoughtfully put together with these sections to record: Home & Visitor, Date, Start & End Times, Score, Weather, Runs By Inning, Players Lineup & Position, Runs, Hits, At Bat, RBI, Left On Base, Catchers Passed Ball, Umpires & Notes.

HOW TO USE THIS BOOK

The purpose of this book is to keep all of your Baseball stats, scores & notes all in one place. It will help keep you organized.

This Baseball Scorebook will allow you to accurately document every detail about your baseball games.

Here are examples of the prompts for you to fill in and write about your experience in this book:

1. Home & Visitor

2. Date, Start Time, End Time

3. Scorer, Weather, Time Of Game

4. Runs By Inning (1-10)

5. Players Lineup And Position

6. Runs, Hits, At Bat, Runs Batted In, Left On Base

7. Opposing Team's Pitchers Stats

8. Catchers Passed Ball

9. Umpires

10. Notes

	Visitor :	Date :	Start time :	Weather :
	Home :	Scorer :	End time :	Time of Game :

Line up	Pos	1	2	3	4	5	6	7	8	9	10	AB	R	H	RBI
		◇	◇	◇	◇	◇	◇	◇	◇	◇	◇				
		◇	◇	◇	◇	◇	◇	◇	◇	◇	◇				
		◇	◇	◇	◇	◇	◇	◇	◇	◇	◇				
		◇	◇	◇	◇	◇	◇	◇	◇	◇	◇				
		◇	◇	◇	◇	◇	◇	◇	◇	◇	◇				
		◇	◇	◇	◇	◇	◇	◇	◇	◇	◇				
		◇	◇	◇	◇	◇	◇	◇	◇	◇	◇				
		◇	◇	◇	◇	◇	◇	◇	◇	◇	◇				
		◇	◇	◇	◇	◇	◇	◇	◇	◇	◇				
		◇	◇	◇	◇	◇	◇	◇	◇	◇	◇				
		◇	◇	◇	◇	◇	◇	◇	◇	◇	◇				
		◇	◇	◇	◇	◇	◇	◇	◇	◇	◇				
		◇	◇	◇	◇	◇	◇	◇	◇	◇	◇				
		◇	◇	◇	◇	◇	◇	◇	◇	◇	◇				

SUMS	Runs										
	Hits										
	Errors										
	Left on Base										

#	Opposing Pitchers	W/L/S	IP	H	R	ER	BB	SO	HB	BK	TBF

#	Catchers	PB

Umpires	
HP :	3B :
1B :	
2B :	

_____

_____

_____

_____

	Visitor :		Date :	Start time :	Weather :
	Home :		Scorer :	End time :	Time of Game :

	Line up	Pos	1	2	3	4	5	6	7	8	9	10	AB	R	H	RBI
			◇	◇	◇	◇	◇	◇	◇	◇	◇	◇				
			◇	◇	◇	◇	◇	◇	◇	◇	◇	◇				
			◇	◇	◇	◇	◇	◇	◇	◇	◇	◇				
			◇	◇	◇	◇	◇	◇	◇	◇	◇	◇				
			◇	◇	◇	◇	◇	◇	◇	◇	◇	◇				
			◇	◇	◇	◇	◇	◇	◇	◇	◇	◇				
			◇	◇	◇	◇	◇	◇	◇	◇	◇	◇				
			◇	◇	◇	◇	◇	◇	◇	◇	◇	◇				
			◇	◇	◇	◇	◇	◇	◇	◇	◇	◇				
			◇	◇	◇	◇	◇	◇	◇	◇	◇	◇				
			◇	◇	◇	◇	◇	◇	◇	◇	◇	◇				
			◇	◇	◇	◇	◇	◇	◇	◇	◇	◇				
			◇	◇	◇	◇	◇	◇	◇	◇	◇	◇				
			◇	◇	◇	◇	◇	◇	◇	◇	◇	◇				

SUMS	Runs										
	Hits										
	Errors										
	Left on Base										

#	Opposing Pitchers	W/L/S	IP	H	R	ER	BB	SO	HB	BK	TBF

#	Catchers	PB

Umpires	
HP :	3B :
1B :	
2B :	

	Visitor :		Date :		Start time :		Weather :
	Home :		Scorer :		End time :		Time of Game :

	Line up	Pos	1	2	3	4	5	6	7	8	9	10	AB	R	H	RBI
			◇	◇	◇	◇	◇	◇	◇	◇	◇	◇				
			◇	◇	◇	◇	◇	◇	◇	◇	◇	◇				
			◇	◇	◇	◇	◇	◇	◇	◇	◇	◇				
			◇	◇	◇	◇	◇	◇	◇	◇	◇	◇				
			◇	◇	◇	◇	◇	◇	◇	◇	◇	◇				
			◇	◇	◇	◇	◇	◇	◇	◇	◇	◇				
			◇	◇	◇	◇	◇	◇	◇	◇	◇	◇				
			◇	◇	◇	◇	◇	◇	◇	◇	◇	◇				
			◇	◇	◇	◇	◇	◇	◇	◇	◇	◇				
			◇	◇	◇	◇	◇	◇	◇	◇	◇	◇				
			◇	◇	◇	◇	◇	◇	◇	◇	◇	◇				
			◇	◇	◇	◇	◇	◇	◇	◇	◇	◇				
			◇	◇	◇	◇	◇	◇	◇	◇	◇	◇				
			◇	◇	◇	◇	◇	◇	◇	◇	◇	◇				

SUMS		1	2	3	4	5	6	7	8	9	10
	Runs										
	Hits										
	Errors										
	Left on Base										

#	Opposing Pitchers	W/L/S	IP	H	R	ER	BB	SO	HB	BK	TBF

#	Catchers	PB

Umpires	
HP :	3B :
1B :	
2B :	

☐	Visitor :		Date :	Start time :	Weather :
☐	Home :		Scorer :	End time :	Time of Game :

	Line up	Pos	1	2	3	4	5	6	7	8	9	10	AB	R	H	RBI
			◇	◇	◇	◇	◇	◇	◇	◇	◇	◇				
			◇	◇	◇	◇	◇	◇	◇	◇	◇	◇				
			◇	◇	◇	◇	◇	◇	◇	◇	◇	◇				
			◇	◇	◇	◇	◇	◇	◇	◇	◇	◇				
			◇	◇	◇	◇	◇	◇	◇	◇	◇	◇				
			◇	◇	◇	◇	◇	◇	◇	◇	◇	◇				
			◇	◇	◇	◇	◇	◇	◇	◇	◇	◇				
			◇	◇	◇	◇	◇	◇	◇	◇	◇	◇				
			◇	◇	◇	◇	◇	◇	◇	◇	◇	◇				
			◇	◇	◇	◇	◇	◇	◇	◇	◇	◇				
			◇	◇	◇	◇	◇	◇	◇	◇	◇	◇				
			◇	◇	◇	◇	◇	◇	◇	◇	◇	◇				
			◇	◇	◇	◇	◇	◇	◇	◇	◇	◇				
			◇	◇	◇	◇	◇	◇	◇	◇	◇	◇				

SUMS		1	2	3	4	5	6	7	8	9	10
	Runs										
	Hits										
	Errors										
	Left on Base										

#	Opposing Pitchers	W/L/S	IP	H	R	ER	BB	SO	HB	BK	TBF

#	Catchers	PB

Umpires	
HP :	3B :
1B :	
2B :	

☐ Visitor :	Date :	Start time :	Weather :
☐ Home :	Scorer :	End time :	Time of Game :

Line up	Pos	1	2	3	4	5	6	7	8	9	10	AB	R	H	RBI
		◇	◇	◇	◇	◇	◇	◇	◇	◇	◇				
		◇	◇	◇	◇	◇	◇	◇	◇	◇	◇				
		◇	◇	◇	◇	◇	◇	◇	◇	◇	◇				
		◇	◇	◇	◇	◇	◇	◇	◇	◇	◇				
		◇	◇	◇	◇	◇	◇	◇	◇	◇	◇				
		◇	◇	◇	◇	◇	◇	◇	◇	◇	◇				
		◇	◇	◇	◇	◇	◇	◇	◇	◇	◇				
		◇	◇	◇	◇	◇	◇	◇	◇	◇	◇				
		◇	◇	◇	◇	◇	◇	◇	◇	◇	◇				
		◇	◇	◇	◇	◇	◇	◇	◇	◇	◇				
		◇	◇	◇	◇	◇	◇	◇	◇	◇	◇				
		◇	◇	◇	◇	◇	◇	◇	◇	◇	◇				
		◇	◇	◇	◇	◇	◇	◇	◇	◇	◇				
		◇	◇	◇	◇	◇	◇	◇	◇	◇	◇				

SUMS											
	Runs										
	Hits										
	Errors										
	Left on Base										

#	Opposing Pitchers	W/L/S	IP	H	R	ER	BB	SO	HB	BK	TBF

#	Catchers	PB

Umpires	
HP :	3B :
1B :	
2B :	

	Visitor :		Date :		Start time :		Weather :	
	Home :		Scorer :		End time :		Time of Game :	

Line up	Pos	1	2	3	4	5	6	7	8	9	10	AB	R	H	RBI
		◇	◇	◇	◇	◇	◇	◇	◇	◇	◇				
		◇	◇	◇	◇	◇	◇	◇	◇	◇	◇				
		◇	◇	◇	◇	◇	◇	◇	◇	◇	◇				
		◇	◇	◇	◇	◇	◇	◇	◇	◇	◇				
		◇	◇	◇	◇	◇	◇	◇	◇	◇	◇				
		◇	◇	◇	◇	◇	◇	◇	◇	◇	◇				
		◇	◇	◇	◇	◇	◇	◇	◇	◇	◇				
		◇	◇	◇	◇	◇	◇	◇	◇	◇	◇				
		◇	◇	◇	◇	◇	◇	◇	◇	◇	◇				
		◇	◇	◇	◇	◇	◇	◇	◇	◇	◇				
		◇	◇	◇	◇	◇	◇	◇	◇	◇	◇				
		◇	◇	◇	◇	◇	◇	◇	◇	◇	◇				
		◇	◇	◇	◇	◇	◇	◇	◇	◇	◇				
		◇	◇	◇	◇	◇	◇	◇	◇	◇	◇				

SUMS												
	Runs											
	Hits											
	Errors											
	Left on Base											

#	Opposing Pitchers	W/L/S	IP	H	R	ER	BB	SO	HB	BK	TBF

#	Catchers	PB	Umpires	
			HP :	3B :
			1B :	
			2B :	

	Line up	Pos	1	2	3	4	5	6	7	8	9	10	AB	R	H	RBI
			◇	◇	◇	◇	◇	◇	◇	◇	◇	◇				
			◇	◇	◇	◇	◇	◇	◇	◇	◇	◇				
			◇	◇	◇	◇	◇	◇	◇	◇	◇	◇				
			◇	◇	◇	◇	◇	◇	◇	◇	◇	◇				
			◇	◇	◇	◇	◇	◇	◇	◇	◇	◇				
			◇	◇	◇	◇	◇	◇	◇	◇	◇	◇				
			◇	◇	◇	◇	◇	◇	◇	◇	◇	◇				
			◇	◇	◇	◇	◇	◇	◇	◇	◇	◇				
			◇	◇	◇	◇	◇	◇	◇	◇	◇	◇				
			◇	◇	◇	◇	◇	◇	◇	◇	◇	◇				
			◇	◇	◇	◇	◇	◇	◇	◇	◇	◇				
			◇	◇	◇	◇	◇	◇	◇	◇	◇	◇				
			◇	◇	◇	◇	◇	◇	◇	◇	◇	◇				
			◇	◇	◇	◇	◇	◇	◇	◇	◇	◇				

Visitor :
Home :
Date :
Scorer :
Start time :
End time :
Weather :
Time of Game :

SUMS

		1	2	3	4	5	6	7	8	9	10
Runs											
Hits											
Errors											
Left on Base											

#	Opposing Pitchers	W/L/S	IP	H	R	ER	BB	SO	HB	BK	TBF

#	Catchers	PB

Umpires	
HP :	3B :
1B :	
2B :	

☐	Visitor :	Date :	Start time :	Weather :
☐	Home :	Scorer :	End time :	Time of Game :

	Line up	Pos	1	2	3	4	5	6	7	8	9	10	AB	R	H	RBI
			◇	◇	◇	◇	◇	◇	◇	◇	◇	◇				
			◇	◇	◇	◇	◇	◇	◇	◇	◇	◇				
			◇	◇	◇	◇	◇	◇	◇	◇	◇	◇				
			◇	◇	◇	◇	◇	◇	◇	◇	◇	◇				
			◇	◇	◇	◇	◇	◇	◇	◇	◇	◇				
			◇	◇	◇	◇	◇	◇	◇	◇	◇	◇				
			◇	◇	◇	◇	◇	◇	◇	◇	◇	◇				
			◇	◇	◇	◇	◇	◇	◇	◇	◇	◇				
			◇	◇	◇	◇	◇	◇	◇	◇	◇	◇				
			◇	◇	◇	◇	◇	◇	◇	◇	◇	◇				
			◇	◇	◇	◇	◇	◇	◇	◇	◇	◇				
			◇	◇	◇	◇	◇	◇	◇	◇	◇	◇				
			◇	◇	◇	◇	◇	◇	◇	◇	◇	◇				
			◇	◇	◇	◇	◇	◇	◇	◇	◇	◇				

SUMS	Runs											
	Hits											
	Errors											
	Left on Base											

#	Opposing Pitchers	W/L/S	IP	H	R	ER	BB	SO	HB	BK	TBF

#	Catchers	PB	Umpires	
			HP :	3B :
			1B :	
			2B :	

| Visitor : | Date : | Start time : | Weather : |
| Home : | Scorer : | End time : | Time of Game : |

	Line up	Pos	1	2	3	4	5	6	7	8	9	10	AB	R	H	RBI

SUMS												
	Runs											
	Hits											
	Errors											
	Left on Base											

#	Opposing Pitchers	W/L/S	IP	H	R	ER	BB	SO	HB	BK	TBF

#	Catchers	PB	Umpires		
			HP :		3B :
			1B :		
			2B :		

☐ Visitor :		Date :	Start time :	Weather :
☐ Home :		Scorer :	End time :	Time of Game :

	Line up	Pos	1	2	3	4	5	6	7	8	9	10	AB	R	H	RBI
			◇	◇	◇	◇	◇	◇	◇	◇	◇	◇				
			◇	◇	◇	◇	◇	◇	◇	◇	◇	◇				
			◇	◇	◇	◇	◇	◇	◇	◇	◇	◇				
			◇	◇	◇	◇	◇	◇	◇	◇	◇	◇				
			◇	◇	◇	◇	◇	◇	◇	◇	◇	◇				
			◇	◇	◇	◇	◇	◇	◇	◇	◇	◇				
			◇	◇	◇	◇	◇	◇	◇	◇	◇	◇				
			◇	◇	◇	◇	◇	◇	◇	◇	◇	◇				
			◇	◇	◇	◇	◇	◇	◇	◇	◇	◇				
			◇	◇	◇	◇	◇	◇	◇	◇	◇	◇				
			◇	◇	◇	◇	◇	◇	◇	◇	◇	◇				
			◇	◇	◇	◇	◇	◇	◇	◇	◇	◇				
			◇	◇	◇	◇	◇	◇	◇	◇	◇	◇				
			◇	◇	◇	◇	◇	◇	◇	◇	◇	◇				

SUMS													
	Runs												
	Hits												
	Errors												
	Left on Base												

#	Opposing Pitchers	W/L/S	IP	H	R	ER	BB	SO	HB	BK	TBF

#	Catchers	PB	Umpires	
			HP :	3B :
			1B :	
			2B :	

	Visitor :		Date :		Start time :		Weather :
	Home :		Scorer :		End time :		Time of Game :

	Line up	Pos	1	2	3	4	5	6	7	8	9	10	AB	R	H	RBI
			◇	◇	◇	◇	◇	◇	◇	◇	◇	◇				
			◇	◇	◇	◇	◇	◇	◇	◇	◇	◇				
			◇	◇	◇	◇	◇	◇	◇	◇	◇	◇				
			◇	◇	◇	◇	◇	◇	◇	◇	◇	◇				
			◇	◇	◇	◇	◇	◇	◇	◇	◇	◇				
			◇	◇	◇	◇	◇	◇	◇	◇	◇	◇				
			◇	◇	◇	◇	◇	◇	◇	◇	◇	◇				
			◇	◇	◇	◇	◇	◇	◇	◇	◇	◇				
			◇	◇	◇	◇	◇	◇	◇	◇	◇	◇				
			◇	◇	◇	◇	◇	◇	◇	◇	◇	◇				
			◇	◇	◇	◇	◇	◇	◇	◇	◇	◇				
			◇	◇	◇	◇	◇	◇	◇	◇	◇	◇				
			◇	◇	◇	◇	◇	◇	◇	◇	◇	◇				
			◇	◇	◇	◇	◇	◇	◇	◇	◇	◇				

SUMS	Runs											
	Hits											
	Errors											
	Left on Base											

#	Opposing Pitchers	W/L/S	IP	H	R	ER	BB	SO	HB	BK	TBF

#	Catchers	PB	Umpires	
			HP :	3B :
			1B :	
			2B :	

☐	Visitor :		Date :		Start time :		Weather :	
☐	Home :		Scorer :		End time :		Time of Game :	

	Line up	Pos	1	2	3	4	5	6	7	8	9	10	AB	R	H	RBI
			◇	◇	◇	◇	◇	◇	◇	◇	◇	◇				
			◇	◇	◇	◇	◇	◇	◇	◇	◇	◇				
			◇	◇	◇	◇	◇	◇	◇	◇	◇	◇				
			◇	◇	◇	◇	◇	◇	◇	◇	◇	◇				
			◇	◇	◇	◇	◇	◇	◇	◇	◇	◇				
			◇	◇	◇	◇	◇	◇	◇	◇	◇	◇				
			◇	◇	◇	◇	◇	◇	◇	◇	◇	◇				
			◇	◇	◇	◇	◇	◇	◇	◇	◇	◇				
			◇	◇	◇	◇	◇	◇	◇	◇	◇	◇				
			◇	◇	◇	◇	◇	◇	◇	◇	◇	◇				
			◇	◇	◇	◇	◇	◇	◇	◇	◇	◇				
			◇	◇	◇	◇	◇	◇	◇	◇	◇	◇				
			◇	◇	◇	◇	◇	◇	◇	◇	◇	◇				
			◇	◇	◇	◇	◇	◇	◇	◇	◇	◇				

SUMS	Runs											
	Hits											
	Errors											
	Left on Base											

#	Opposing Pitchers	W/L/S	IP	H	R	ER	BB	SO	HB	BK	TBF

#	Catchers	PB

Umpires	
HP :	3B :
1B :	
2B :	

☐ Visitor :	Date :	Start time :	Weather :
☐ Home :	Scorer :	End time :	Time of Game :

Line up	Pos	1	2	3	4	5	6	7	8	9	10	AB	R	H	RBI
		◇	◇	◇	◇	◇	◇	◇	◇	◇	◇				
		◇	◇	◇	◇	◇	◇	◇	◇	◇	◇				
		◇	◇	◇	◇	◇	◇	◇	◇	◇	◇				
		◇	◇	◇	◇	◇	◇	◇	◇	◇	◇				
		◇	◇	◇	◇	◇	◇	◇	◇	◇	◇				
		◇	◇	◇	◇	◇	◇	◇	◇	◇	◇				
		◇	◇	◇	◇	◇	◇	◇	◇	◇	◇				
		◇	◇	◇	◇	◇	◇	◇	◇	◇	◇				
		◇	◇	◇	◇	◇	◇	◇	◇	◇	◇				
		◇	◇	◇	◇	◇	◇	◇	◇	◇	◇				
		◇	◇	◇	◇	◇	◇	◇	◇	◇	◇				
		◇	◇	◇	◇	◇	◇	◇	◇	◇	◇				
		◇	◇	◇	◇	◇	◇	◇	◇	◇	◇				
		◇	◇	◇	◇	◇	◇	◇	◇	◇	◇				

SUMS												
	Runs											
	Hits											
	Errors											
	Left on Base											

#	Opposing Pitchers	W/L/S	IP	H	R	ER	BB	SO	HB	BK	TBF

#	Catchers	PB

Umpires	
HP :	3B :
1B :	
2B :	

☐	Visitor :		Date :	Start time :	Weather :
☐	Home :		Scorer :	End time :	Time of Game :

	Line up	Pos	1	2	3	4	5	6	7	8	9	10	AB	R	H	RBI

SUMS		1	2	3	4	5	6	7	8	9	10
	Runs										
	Hits										
	Errors										
	Left on Base										

#	Opposing Pitchers	W/L/S	IP	H	R	ER	BB	SO	HB	BK	TBF

#	Catchers	PB	Umpires	
			HP :	3B :
			1B :	
			2B :	

☐ Visitor :	Date :	Start time :	Weather :
☐ Home :	Scorer :	End time :	Time of Game :

	Line up	Pos	1	2	3	4	5	6	7	8	9	10	AB	R	H	RBI
			◇	◇	◇	◇	◇	◇	◇	◇	◇	◇				
			◇	◇	◇	◇	◇	◇	◇	◇	◇	◇				
			◇	◇	◇	◇	◇	◇	◇	◇	◇	◇				
			◇	◇	◇	◇	◇	◇	◇	◇	◇	◇				
			◇	◇	◇	◇	◇	◇	◇	◇	◇	◇				
			◇	◇	◇	◇	◇	◇	◇	◇	◇	◇				
			◇	◇	◇	◇	◇	◇	◇	◇	◇	◇				
			◇	◇	◇	◇	◇	◇	◇	◇	◇	◇				
			◇	◇	◇	◇	◇	◇	◇	◇	◇	◇				
			◇	◇	◇	◇	◇	◇	◇	◇	◇	◇				
			◇	◇	◇	◇	◇	◇	◇	◇	◇	◇				
			◇	◇	◇	◇	◇	◇	◇	◇	◇	◇				
			◇	◇	◇	◇	◇	◇	◇	◇	◇	◇				
			◇	◇	◇	◇	◇	◇	◇	◇	◇	◇				

SUMS		1	2	3	4	5	6	7	8	9	10
	Runs										
	Hits										
	Errors										
	Left on Base										

#	Opposing Pitchers	W/L/S	IP	H	R	ER	BB	SO	HB	BK	TBF

#	Catchers	PB

Umpires	
HP :	3B :
1B :	
2B :	

	Visitor :		Date :	Start time :	Weather :
	Home :		Scorer :	End time :	Time of Game :

	Line up	Pos	1	2	3	4	5	6	7	8	9	10	AB	R	H	RBI
			◇	◇	◇	◇	◇	◇	◇	◇	◇	◇				
			◇	◇	◇	◇	◇	◇	◇	◇	◇	◇				
			◇	◇	◇	◇	◇	◇	◇	◇	◇	◇				
			◇	◇	◇	◇	◇	◇	◇	◇	◇	◇				
			◇	◇	◇	◇	◇	◇	◇	◇	◇	◇				
			◇	◇	◇	◇	◇	◇	◇	◇	◇	◇				
			◇	◇	◇	◇	◇	◇	◇	◇	◇	◇				
			◇	◇	◇	◇	◇	◇	◇	◇	◇	◇				
			◇	◇	◇	◇	◇	◇	◇	◇	◇	◇				
			◇	◇	◇	◇	◇	◇	◇	◇	◇	◇				
			◇	◇	◇	◇	◇	◇	◇	◇	◇	◇				
			◇	◇	◇	◇	◇	◇	◇	◇	◇	◇				
			◇	◇	◇	◇	◇	◇	◇	◇	◇	◇				
			◇	◇	◇	◇	◇	◇	◇	◇	◇	◇				

SUMS												
	Runs											
	Hits											
	Errors											
	Left on Base											

#	Opposing Pitchers	W/L/S	IP	H	R	ER	BB	SO	HB	BK	TBF

#	Catchers	PB

Umpires	
HP :	3B :
1B :	
2B :	

☐	Visitor :		Date :	Start time :	Weather :
☐	Home :		Scorer :	End time :	Time of Game :

Line up	Pos	1	2	3	4	5	6	7	8	9	10	AB	R	H	RBI
		◇	◇	◇	◇	◇	◇	◇	◇	◇	◇				
		◇	◇	◇	◇	◇	◇	◇	◇	◇	◇				
		◇	◇	◇	◇	◇	◇	◇	◇	◇	◇				
		◇	◇	◇	◇	◇	◇	◇	◇	◇	◇				
		◇	◇	◇	◇	◇	◇	◇	◇	◇	◇				
		◇	◇	◇	◇	◇	◇	◇	◇	◇	◇				
		◇	◇	◇	◇	◇	◇	◇	◇	◇	◇				
		◇	◇	◇	◇	◇	◇	◇	◇	◇	◇				
		◇	◇	◇	◇	◇	◇	◇	◇	◇	◇				
		◇	◇	◇	◇	◇	◇	◇	◇	◇	◇				
		◇	◇	◇	◇	◇	◇	◇	◇	◇	◇				
		◇	◇	◇	◇	◇	◇	◇	◇	◇	◇				
		◇	◇	◇	◇	◇	◇	◇	◇	◇	◇				
		◇	◇	◇	◇	◇	◇	◇	◇	◇	◇				

SUMS											
	Runs										
	Hits										
	Errors										
	Left on Base										

#	Opposing Pitchers	W/L/S	IP	H	R	ER	BB	SO	HB	BK	TBF

#	Catchers	PB	Umpires		
			HP :		3B :
			1B :		
			2B :		

	Visitor :		Date :	Start time :	Weather :
	Home :		Scorer :	End time :	Time of Game :

	Line up	Pos	1	2	3	4	5	6	7	8	9	10	AB	R	H	RBI
			◇	◇	◇	◇	◇	◇	◇	◇	◇	◇				
			◇	◇	◇	◇	◇	◇	◇	◇	◇	◇				
			◇	◇	◇	◇	◇	◇	◇	◇	◇	◇				
			◇	◇	◇	◇	◇	◇	◇	◇	◇	◇				
			◇	◇	◇	◇	◇	◇	◇	◇	◇	◇				
			◇	◇	◇	◇	◇	◇	◇	◇	◇	◇				
			◇	◇	◇	◇	◇	◇	◇	◇	◇	◇				
			◇	◇	◇	◇	◇	◇	◇	◇	◇	◇				
			◇	◇	◇	◇	◇	◇	◇	◇	◇	◇				
			◇	◇	◇	◇	◇	◇	◇	◇	◇	◇				
			◇	◇	◇	◇	◇	◇	◇	◇	◇	◇				
			◇	◇	◇	◇	◇	◇	◇	◇	◇	◇				
			◇	◇	◇	◇	◇	◇	◇	◇	◇	◇				
			◇	◇	◇	◇	◇	◇	◇	◇	◇	◇				

SUMS	Runs											
	Hits											
	Errors											
	Left on Base											

#	Opposing Pitchers	W/L/S	IP	H	R	ER	BB	SO	HB	BK	TBF

#	Catchers	PB	Umpires	
			HP :	3B :
			1B :	
			2B :	

	Visitor :		Date :		Start time :		Weather :
	Home :		Scorer :		End time :		Time of Game :

	Line up	Pos	1	2	3	4	5	6	7	8	9	10	AB	R	H	RBI
			◇	◇	◇	◇	◇	◇	◇	◇	◇	◇				
			◇	◇	◇	◇	◇	◇	◇	◇	◇	◇				
			◇	◇	◇	◇	◇	◇	◇	◇	◇	◇				
			◇	◇	◇	◇	◇	◇	◇	◇	◇	◇				
			◇	◇	◇	◇	◇	◇	◇	◇	◇	◇				
			◇	◇	◇	◇	◇	◇	◇	◇	◇	◇				
			◇	◇	◇	◇	◇	◇	◇	◇	◇	◇				
			◇	◇	◇	◇	◇	◇	◇	◇	◇	◇				
			◇	◇	◇	◇	◇	◇	◇	◇	◇	◇				
			◇	◇	◇	◇	◇	◇	◇	◇	◇	◇				
			◇	◇	◇	◇	◇	◇	◇	◇	◇	◇				
			◇	◇	◇	◇	◇	◇	◇	◇	◇	◇				
			◇	◇	◇	◇	◇	◇	◇	◇	◇	◇				

SUMS		1	2	3	4	5	6	7	8	9	10
	Runs										
	Hits										
	Errors										
	Left on Base										

#	Opposing Pitchers	W/L/S	IP	H	R	ER	BB	SO	HB	BK	TBF

#	Catchers	PB

Umpires	
HP :	3B :
1B :	
2B :	

	Visitor :	Date :	Start time :	Weather :
	Home :	Scorer :	End time :	Time of Game :

	Line up	Pos	1	2	3	4	5	6	7	8	9	10	AB	R	H	RBI
			◇	◇	◇	◇	◇	◇	◇	◇	◇	◇				
			◇	◇	◇	◇	◇	◇	◇	◇	◇	◇				
			◇	◇	◇	◇	◇	◇	◇	◇	◇	◇				
			◇	◇	◇	◇	◇	◇	◇	◇	◇	◇				
			◇	◇	◇	◇	◇	◇	◇	◇	◇	◇				
			◇	◇	◇	◇	◇	◇	◇	◇	◇	◇				
			◇	◇	◇	◇	◇	◇	◇	◇	◇	◇				
			◇	◇	◇	◇	◇	◇	◇	◇	◇	◇				
			◇	◇	◇	◇	◇	◇	◇	◇	◇	◇				
			◇	◇	◇	◇	◇	◇	◇	◇	◇	◇				
			◇	◇	◇	◇	◇	◇	◇	◇	◇	◇				
			◇	◇	◇	◇	◇	◇	◇	◇	◇	◇				
			◇	◇	◇	◇	◇	◇	◇	◇	◇	◇				
			◇	◇	◇	◇	◇	◇	◇	◇	◇	◇				

SUMS											
	Runs										
	Hits										
	Errors										
	Left on Base										

#	Opposing Pitchers	W/L/S	IP	H	R	ER	BB	SO	HB	BK	TBF

#	Catchers	PB	Umpires	
			HP :	3B :
			1B :	
			2B :	

_____

_____

_____

_____

	Visitor :		Date :	Start time :	Weather :
	Home :		Scorer :	End time :	Time of Game :

Line up	Pos	1	2	3	4	5	6	7	8	9	10	AB	R	H	RBI

SUMS											
Runs											
Hits											
Errors											
Left on Base											

#	Opposing Pitchers	W/L/S	IP	H	R	ER	BB	SO	HB	BK	TBF

#	Catchers	PB

Umpires	
HP :	3B :
1B :	
2B :	

| | Visitor : | Date : | Start time : | Weather : |
| | Home : | Scorer : | End time : | Time of Game : |

	Line up	Pos	1	2	3	4	5	6	7	8	9	10	AB	R	H	RBI
			◇	◇	◇	◇	◇	◇	◇	◇	◇	◇				
			◇	◇	◇	◇	◇	◇	◇	◇	◇	◇				
			◇	◇	◇	◇	◇	◇	◇	◇	◇	◇				
			◇	◇	◇	◇	◇	◇	◇	◇	◇	◇				
			◇	◇	◇	◇	◇	◇	◇	◇	◇	◇				
			◇	◇	◇	◇	◇	◇	◇	◇	◇	◇				
			◇	◇	◇	◇	◇	◇	◇	◇	◇	◇				
			◇	◇	◇	◇	◇	◇	◇	◇	◇	◇				
			◇	◇	◇	◇	◇	◇	◇	◇	◇	◇				
			◇	◇	◇	◇	◇	◇	◇	◇	◇	◇				
			◇	◇	◇	◇	◇	◇	◇	◇	◇	◇				
			◇	◇	◇	◇	◇	◇	◇	◇	◇	◇				
			◇	◇	◇	◇	◇	◇	◇	◇	◇	◇				
			◇	◇	◇	◇	◇	◇	◇	◇	◇	◇				

SUMS	Runs											
	Hits											
	Errors											
	Left on Base											

#	Opposing Pitchers	W/L/S	IP	H	R	ER	BB	SO	HB	BK	TBF

#	Catchers	PB

Umpires	
HP :	3B :
1B :	
2B :	

| ☐ Visitor : | Date : | Start time : | Weather : |
| ☐ Home : | Scorer : | End time : | Time of Game : |

	Line up	Pos	1	2	3	4	5	6	7	8	9	10	AB	R	H	RBI
			◇	◇	◇	◇	◇	◇	◇	◇	◇	◇				
			◇	◇	◇	◇	◇	◇	◇	◇	◇	◇				
			◇	◇	◇	◇	◇	◇	◇	◇	◇	◇				
			◇	◇	◇	◇	◇	◇	◇	◇	◇	◇				
			◇	◇	◇	◇	◇	◇	◇	◇	◇	◇				
			◇	◇	◇	◇	◇	◇	◇	◇	◇	◇				
			◇	◇	◇	◇	◇	◇	◇	◇	◇	◇				
			◇	◇	◇	◇	◇	◇	◇	◇	◇	◇				
			◇	◇	◇	◇	◇	◇	◇	◇	◇	◇				
			◇	◇	◇	◇	◇	◇	◇	◇	◇	◇				
			◇	◇	◇	◇	◇	◇	◇	◇	◇	◇				
			◇	◇	◇	◇	◇	◇	◇	◇	◇	◇				
			◇	◇	◇	◇	◇	◇	◇	◇	◇	◇				
			◇	◇	◇	◇	◇	◇	◇	◇	◇	◇				

SUMS	Runs											
	Hits											
	Errors											
	Left on Base											

#	Opposing Pitchers	W/L/S	IP	H	R	ER	BB	SO	HB	BK	TBF

#	Catchers	PB

Umpires	
HP :	3B :
1B :	
2B :	

☐	Visitor :	Date :	Start time :	Weather :
☐	Home :	Scorer :	End time :	Time of Game :

	Line up	Pos	1	2	3	4	5	6	7	8	9	10	AB	R	H	RBI

S U M S	Runs										
	Hits										
	Errors										
	Left on Base										

#	Opposing Pitchers	W/L/S	IP	H	R	ER	BB	SO	HB	BK	TBF

#	Catchers	PB

Umpires	
HP :	3B :
1B :	
2B :	

	Visitor :		Date :	Start time :	Weather :
	Home :		Scorer :	End time :	Time of Game :

Line up	Pos	1	2	3	4	5	6	7	8	9	10	AB	R	H	RBI
		◇	◇	◇	◇	◇	◇	◇	◇	◇	◇				
		◇	◇	◇	◇	◇	◇	◇	◇	◇	◇				
		◇	◇	◇	◇	◇	◇	◇	◇	◇	◇				
		◇	◇	◇	◇	◇	◇	◇	◇	◇	◇				
		◇	◇	◇	◇	◇	◇	◇	◇	◇	◇				
		◇	◇	◇	◇	◇	◇	◇	◇	◇	◇				
		◇	◇	◇	◇	◇	◇	◇	◇	◇	◇				
		◇	◇	◇	◇	◇	◇	◇	◇	◇	◇				
		◇	◇	◇	◇	◇	◇	◇	◇	◇	◇				
		◇	◇	◇	◇	◇	◇	◇	◇	◇	◇				
		◇	◇	◇	◇	◇	◇	◇	◇	◇	◇				
		◇	◇	◇	◇	◇	◇	◇	◇	◇	◇				
		◇	◇	◇	◇	◇	◇	◇	◇	◇	◇				
		◇	◇	◇	◇	◇	◇	◇	◇	◇	◇				

SUMS												
	Runs											
	Hits											
	Errors											
	Left on Base											

#	Opposing Pitchers	W/L/S	IP	H	R	ER	BB	SO	HB	BK	TBF

#	Catchers	PB

Umpires	
HP :	3B :
1B :	
2B :	

| | Visitor : | Date : | Start time : | Weather : |
| | Home : | Scorer : | End time : | Time of Game : |

	Line up	Pos	1	2	3	4	5	6	7	8	9	10	AB	R	H	RBI

SUMS	Runs										
	Hits										
	Errors										
	Left on Base										

#	Opposing Pitchers	W/L/S	IP	H	R	ER	BB	SO	HB	BK	TBF

#	Catchers	PB	Umpires		
			HP :	3B :	
			1B :		
			2B :		

	Visitor :	Date :	Start time :	Weather :
	Home :	Scorer :	End time :	Time of Game :

	Line up	Pos	1	2	3	4	5	6	7	8	9	10	AB	R	H	RBI
			◇	◇	◇	◇	◇	◇	◇	◇	◇	◇				
			◇	◇	◇	◇	◇	◇	◇	◇	◇	◇				
			◇	◇	◇	◇	◇	◇	◇	◇	◇	◇				
			◇	◇	◇	◇	◇	◇	◇	◇	◇	◇				
			◇	◇	◇	◇	◇	◇	◇	◇	◇	◇				
			◇	◇	◇	◇	◇	◇	◇	◇	◇	◇				
			◇	◇	◇	◇	◇	◇	◇	◇	◇	◇				
			◇	◇	◇	◇	◇	◇	◇	◇	◇	◇				
			◇	◇	◇	◇	◇	◇	◇	◇	◇	◇				
			◇	◇	◇	◇	◇	◇	◇	◇	◇	◇				
			◇	◇	◇	◇	◇	◇	◇	◇	◇	◇				
			◇	◇	◇	◇	◇	◇	◇	◇	◇	◇				
			◇	◇	◇	◇	◇	◇	◇	◇	◇	◇				
			◇	◇	◇	◇	◇	◇	◇	◇	◇	◇				

SUMS		1	2	3	4	5	6	7	8	9	10
	Runs										
	Hits										
	Errors										
	Left on Base										

#	Opposing Pitchers	W/L/S	IP	H	R	ER	BB	SO	HB	BK	TBF

#	Catchers	PB

Umpires	
HP :	3B :
1B :	
2B :	

	Visitor :	Date :	Start time :	Weather :
	Home :	Scorer :	End time :	Time of Game :

	Line up	Pos	1	2	3	4	5	6	7	8	9	10	AB	R	H	RBI

SUMS											
	Runs										
	Hits										
	Errors										
	Left on Base										

#	Opposing Pitchers	W/L/S	IP	H	R	ER	BB	SO	HB	BK	TBF

#	Catchers	PB

Umpires	
HP :	3B :
1B :	
2B :	

	Visitor :		Date :		Start time :		Weather :	
	Home :		Scorer :		End time :		Time of Game :	

	Line up	Pos	1	2	3	4	5	6	7	8	9	10	AB	R	H	RBI
			◇	◇	◇	◇	◇	◇	◇	◇	◇	◇				
			◇	◇	◇	◇	◇	◇	◇	◇	◇	◇				
			◇	◇	◇	◇	◇	◇	◇	◇	◇	◇				
			◇	◇	◇	◇	◇	◇	◇	◇	◇	◇				
			◇	◇	◇	◇	◇	◇	◇	◇	◇	◇				
			◇	◇	◇	◇	◇	◇	◇	◇	◇	◇				
			◇	◇	◇	◇	◇	◇	◇	◇	◇	◇				
			◇	◇	◇	◇	◇	◇	◇	◇	◇	◇				
			◇	◇	◇	◇	◇	◇	◇	◇	◇	◇				
			◇	◇	◇	◇	◇	◇	◇	◇	◇	◇				
			◇	◇	◇	◇	◇	◇	◇	◇	◇	◇				
			◇	◇	◇	◇	◇	◇	◇	◇	◇	◇				
			◇	◇	◇	◇	◇	◇	◇	◇	◇	◇				
			◇	◇	◇	◇	◇	◇	◇	◇	◇	◇				

SUMS											
	Runs										
	Hits										
	Errors										
	Left on Base										

#	Opposing Pitchers	W/L/S	IP	H	R	ER	BB	SO	HB	BK	TBF

#	Catchers	PB

Umpires	
HP :	3B :
1B :	
2B :	

	Visitor :		Date :	Start time :	Weather :
	Home :		Scorer :	End time :	Time of Game :

	Line up	Pos	1	2	3	4	5	6	7	8	9	10	AB	R	H	RBI
			◇	◇	◇	◇	◇	◇	◇	◇	◇	◇				
			◇	◇	◇	◇	◇	◇	◇	◇	◇	◇				
			◇	◇	◇	◇	◇	◇	◇	◇	◇	◇				
			◇	◇	◇	◇	◇	◇	◇	◇	◇	◇				
			◇	◇	◇	◇	◇	◇	◇	◇	◇	◇				
			◇	◇	◇	◇	◇	◇	◇	◇	◇	◇				
			◇	◇	◇	◇	◇	◇	◇	◇	◇	◇				
			◇	◇	◇	◇	◇	◇	◇	◇	◇	◇				
			◇	◇	◇	◇	◇	◇	◇	◇	◇	◇				
			◇	◇	◇	◇	◇	◇	◇	◇	◇	◇				
			◇	◇	◇	◇	◇	◇	◇	◇	◇	◇				
			◇	◇	◇	◇	◇	◇	◇	◇	◇	◇				
			◇	◇	◇	◇	◇	◇	◇	◇	◇	◇				
			◇	◇	◇	◇	◇	◇	◇	◇	◇	◇				

SUMS	Runs											
	Hits											
	Errors											
	Left on Base											

#	Opposing Pitchers	W/L/S	IP	H	R	ER	BB	SO	HB	BK	TBF

#	Catchers	PB	Umpires		
			HP :		3B :
			1B :		
			2B :		

	Visitor :	Date :	Start time :	Weather :
	Home :	Scorer :	End time :	Time of Game :

	Line up	Pos	1	2	3	4	5	6	7	8	9	10	AB	R	H	RBI

SUMS											
	Runs										
	Hits										
	Errors										
	Left on Base										

#	Opposing Pitchers	W/L/S	IP	H	R	ER	BB	SO	HB	BK	TBF

#	Catchers	PB

Umpires	
HP :	3B :
1B :	
2B :	

| ☐ Visitor : | Date : | Start time : | Weather : |
| ☐ Home : | Scorer : | End time : | Time of Game : |

	Line up	Pos	1	2	3	4	5	6	7	8	9	10	AB	R	H	RBI
			◇	◇	◇	◇	◇	◇	◇	◇	◇	◇				
			◇	◇	◇	◇	◇	◇	◇	◇	◇	◇				
			◇	◇	◇	◇	◇	◇	◇	◇	◇	◇				
			◇	◇	◇	◇	◇	◇	◇	◇	◇	◇				
			◇	◇	◇	◇	◇	◇	◇	◇	◇	◇				
			◇	◇	◇	◇	◇	◇	◇	◇	◇	◇				
			◇	◇	◇	◇	◇	◇	◇	◇	◇	◇				
			◇	◇	◇	◇	◇	◇	◇	◇	◇	◇				
			◇	◇	◇	◇	◇	◇	◇	◇	◇	◇				
			◇	◇	◇	◇	◇	◇	◇	◇	◇	◇				
			◇	◇	◇	◇	◇	◇	◇	◇	◇	◇				
			◇	◇	◇	◇	◇	◇	◇	◇	◇	◇				
			◇	◇	◇	◇	◇	◇	◇	◇	◇	◇				
			◇	◇	◇	◇	◇	◇	◇	◇	◇	◇				

SUMS	Runs											
	Hits											
	Errors											
	Left on Base											

#	Opposing Pitchers	W/L/S	IP	H	R	ER	BB	SO	HB	BK	TBF

#	Catchers	PB	Umpires	
			HP :	3B :
			1B :	
			2B :	

	Visitor :		Date :		Start time :		Weather :	
	Home :		Scorer :		End time :		Time of Game :	

Line up	Pos	1	2	3	4	5	6	7	8	9	10	AB	R	H	RBI
		◇	◇	◇	◇	◇	◇	◇	◇	◇	◇				
		◇	◇	◇	◇	◇	◇	◇	◇	◇	◇				
		◇	◇	◇	◇	◇	◇	◇	◇	◇	◇				
		◇	◇	◇	◇	◇	◇	◇	◇	◇	◇				
		◇	◇	◇	◇	◇	◇	◇	◇	◇	◇				
		◇	◇	◇	◇	◇	◇	◇	◇	◇	◇				
		◇	◇	◇	◇	◇	◇	◇	◇	◇	◇				
		◇	◇	◇	◇	◇	◇	◇	◇	◇	◇				
		◇	◇	◇	◇	◇	◇	◇	◇	◇	◇				
		◇	◇	◇	◇	◇	◇	◇	◇	◇	◇				
		◇	◇	◇	◇	◇	◇	◇	◇	◇	◇				
		◇	◇	◇	◇	◇	◇	◇	◇	◇	◇				
		◇	◇	◇	◇	◇	◇	◇	◇	◇	◇				

SUMS											
	Runs										
	Hits										
	Errors										
	Left on Base										

#	Opposing Pitchers	W/L/S	IP	H	R	ER	BB	SO	HB	BK	TBF

#	Catchers	PB	Umpires	
			HP :	3B :
			1B :	
			2B :	

	Visitor :		Date :	Start time :	Weather :
	Home :		Scorer :	End time :	Time of Game :

	Line up	Pos	1	2	3	4	5	6	7	8	9	10	AB	R	H	RBI
			◇	◇	◇	◇	◇	◇	◇	◇	◇	◇				
			◇	◇	◇	◇	◇	◇	◇	◇	◇	◇				
			◇	◇	◇	◇	◇	◇	◇	◇	◇	◇				
			◇	◇	◇	◇	◇	◇	◇	◇	◇	◇				
			◇	◇	◇	◇	◇	◇	◇	◇	◇	◇				
			◇	◇	◇	◇	◇	◇	◇	◇	◇	◇				
			◇	◇	◇	◇	◇	◇	◇	◇	◇	◇				
			◇	◇	◇	◇	◇	◇	◇	◇	◇	◇				
			◇	◇	◇	◇	◇	◇	◇	◇	◇	◇				
			◇	◇	◇	◇	◇	◇	◇	◇	◇	◇				
			◇	◇	◇	◇	◇	◇	◇	◇	◇	◇				
			◇	◇	◇	◇	◇	◇	◇	◇	◇	◇				
			◇	◇	◇	◇	◇	◇	◇	◇	◇	◇				
			◇	◇	◇	◇	◇	◇	◇	◇	◇	◇				

SUMS		1	2	3	4	5	6	7	8	9	10
	Runs										
	Hits										
	Errors										
	Left on Base										

#	Opposing Pitchers	W/L/S	IP	H	R	ER	BB	SO	HB	BK	TBF

#	Catchers	PB

Umpires	
HP :	3B :
1B :	
2B :	

☐	Visitor :		Date :	Start time :	Weather :
☐	Home :		Scorer :	End time :	Time of Game :

	Line up	Pos	1	2	3	4	5	6	7	8	9	10	AB	R	H	RBI
			◇	◇	◇	◇	◇	◇	◇	◇	◇	◇				
			◇	◇	◇	◇	◇	◇	◇	◇	◇	◇				
			◇	◇	◇	◇	◇	◇	◇	◇	◇	◇				
			◇	◇	◇	◇	◇	◇	◇	◇	◇	◇				
			◇	◇	◇	◇	◇	◇	◇	◇	◇	◇				
			◇	◇	◇	◇	◇	◇	◇	◇	◇	◇				
			◇	◇	◇	◇	◇	◇	◇	◇	◇	◇				
			◇	◇	◇	◇	◇	◇	◇	◇	◇	◇				
			◇	◇	◇	◇	◇	◇	◇	◇	◇	◇				
			◇	◇	◇	◇	◇	◇	◇	◇	◇	◇				
			◇	◇	◇	◇	◇	◇	◇	◇	◇	◇				
			◇	◇	◇	◇	◇	◇	◇	◇	◇	◇				
			◇	◇	◇	◇	◇	◇	◇	◇	◇	◇				
			◇	◇	◇	◇	◇	◇	◇	◇	◇	◇				

SUMS												
	Runs											
	Hits											
	Errors											
	Left on Base											

#	Opposing Pitchers	W/L/S	IP	H	R	ER	BB	SO	HB	BK	TBF

#	Catchers	PB

Umpires	
HP :	3B :
1B :	
2B :	

	Visitor :	Date :	Start time :	Weather :
	Home :	Scorer :	End time :	Time of Game :

Line up	Pos	1	2	3	4	5	6	7	8	9	10	AB	R	H	RBI
		◇	◇	◇	◇	◇	◇	◇	◇	◇	◇				
		◇	◇	◇	◇	◇	◇	◇	◇	◇	◇				
		◇	◇	◇	◇	◇	◇	◇	◇	◇	◇				
		◇	◇	◇	◇	◇	◇	◇	◇	◇	◇				
		◇	◇	◇	◇	◇	◇	◇	◇	◇	◇				
		◇	◇	◇	◇	◇	◇	◇	◇	◇	◇				
		◇	◇	◇	◇	◇	◇	◇	◇	◇	◇				
		◇	◇	◇	◇	◇	◇	◇	◇	◇	◇				
		◇	◇	◇	◇	◇	◇	◇	◇	◇	◇				
		◇	◇	◇	◇	◇	◇	◇	◇	◇	◇				
		◇	◇	◇	◇	◇	◇	◇	◇	◇	◇				
		◇	◇	◇	◇	◇	◇	◇	◇	◇	◇				
		◇	◇	◇	◇	◇	◇	◇	◇	◇	◇				
		◇	◇	◇	◇	◇	◇	◇	◇	◇	◇				

SUMS											
	Runs										
	Hits										
	Errors										
	Left on Base										

#	Opposing Pitchers	W/L/S	IP	H	R	ER	BB	SO	HB	BK	TBF

#	Catchers	PB

Umpires	
HP :	3B :
1B :	
2B :	

| ☐ | Visitor : | | Date : | | Start time : | | Weather : | |
| ☐ | Home : | | Scorer : | | End time : | | Time of Game : | |

	Line up	Pos	1	2	3	4	5	6	7	8	9	10	AB	R	H	RBI
			◇	◇	◇	◇	◇	◇	◇	◇	◇	◇				
			◇	◇	◇	◇	◇	◇	◇	◇	◇	◇				
			◇	◇	◇	◇	◇	◇	◇	◇	◇	◇				
			◇	◇	◇	◇	◇	◇	◇	◇	◇	◇				
			◇	◇	◇	◇	◇	◇	◇	◇	◇	◇				
			◇	◇	◇	◇	◇	◇	◇	◇	◇	◇				
			◇	◇	◇	◇	◇	◇	◇	◇	◇	◇				
			◇	◇	◇	◇	◇	◇	◇	◇	◇	◇				
			◇	◇	◇	◇	◇	◇	◇	◇	◇	◇				
			◇	◇	◇	◇	◇	◇	◇	◇	◇	◇				
			◇	◇	◇	◇	◇	◇	◇	◇	◇	◇				
			◇	◇	◇	◇	◇	◇	◇	◇	◇	◇				
			◇	◇	◇	◇	◇	◇	◇	◇	◇	◇				
			◇	◇	◇	◇	◇	◇	◇	◇	◇	◇				

SUMS		1	2	3	4	5	6	7	8	9	10
	Runs										
	Hits										
	Errors										
	Left on Base										

#	Opposing Pitchers	W/L/S	IP	H	R	ER	BB	SO	HB	BK	TBF

#	Catchers	PB

Umpires	
HP :	3B :
1B :	
2B :	

_____
_____
_____

	Visitor :	Date :	Start time :	Weather :
	Home :	Scorer :	End time :	Time of Game :

	Line up	Pos	1	2	3	4	5	6	7	8	9	10	AB	R	H	RBI
			◇	◇	◇	◇	◇	◇	◇	◇	◇	◇				
			◇	◇	◇	◇	◇	◇	◇	◇	◇	◇				
			◇	◇	◇	◇	◇	◇	◇	◇	◇	◇				
			◇	◇	◇	◇	◇	◇	◇	◇	◇	◇				
			◇	◇	◇	◇	◇	◇	◇	◇	◇	◇				
			◇	◇	◇	◇	◇	◇	◇	◇	◇	◇				
			◇	◇	◇	◇	◇	◇	◇	◇	◇	◇				
			◇	◇	◇	◇	◇	◇	◇	◇	◇	◇				
			◇	◇	◇	◇	◇	◇	◇	◇	◇	◇				
			◇	◇	◇	◇	◇	◇	◇	◇	◇	◇				
			◇	◇	◇	◇	◇	◇	◇	◇	◇	◇				
			◇	◇	◇	◇	◇	◇	◇	◇	◇	◇				
			◇	◇	◇	◇	◇	◇	◇	◇	◇	◇				
			◇	◇	◇	◇	◇	◇	◇	◇	◇	◇				

SUMS		1	2	3	4	5	6	7	8	9	10
	Runs										
	Hits										
	Errors										
	Left on Base										

#	Opposing Pitchers	W/L/S	IP	H	R	ER	BB	SO	HB	BK	TBF

#	Catchers	PB

Umpires	
HP :	3B :
1B :	
2B :	

	Visitor :	Date :	Start time :	Weather :
	Home :	Scorer :	End time :	Time of Game :

	Line up	Pos	1	2	3	4	5	6	7	8	9	10	AB	R	H	RBI
			◇	◇	◇	◇	◇	◇	◇	◇	◇	◇				
			◇	◇	◇	◇	◇	◇	◇	◇	◇	◇				
			◇	◇	◇	◇	◇	◇	◇	◇	◇	◇				
			◇	◇	◇	◇	◇	◇	◇	◇	◇	◇				
			◇	◇	◇	◇	◇	◇	◇	◇	◇	◇				
			◇	◇	◇	◇	◇	◇	◇	◇	◇	◇				
			◇	◇	◇	◇	◇	◇	◇	◇	◇	◇				
			◇	◇	◇	◇	◇	◇	◇	◇	◇	◇				
			◇	◇	◇	◇	◇	◇	◇	◇	◇	◇				
			◇	◇	◇	◇	◇	◇	◇	◇	◇	◇				
			◇	◇	◇	◇	◇	◇	◇	◇	◇	◇				
			◇	◇	◇	◇	◇	◇	◇	◇	◇	◇				
			◇	◇	◇	◇	◇	◇	◇	◇	◇	◇				
			◇	◇	◇	◇	◇	◇	◇	◇	◇	◇				

SUMS	Runs											
	Hits											
	Errors											
	Left on Base											

#	Opposing Pitchers	W/L/S	IP	H	R	ER	BB	SO	HB	BK	TBF

#	Catchers	PB

Umpires	
HP :	3B :
1B :	
2B :	

☐ Visitor :	Date :	Start time :	Weather :
☐ Home :	Scorer :	End time :	Time of Game :

	Line up	Pos	1	2	3	4	5	6	7	8	9	10	AB	R	H	RBI
			◇	◇	◇	◇	◇	◇	◇	◇	◇	◇				
			◇	◇	◇	◇	◇	◇	◇	◇	◇	◇				
			◇	◇	◇	◇	◇	◇	◇	◇	◇	◇				
			◇	◇	◇	◇	◇	◇	◇	◇	◇	◇				
			◇	◇	◇	◇	◇	◇	◇	◇	◇	◇				
			◇	◇	◇	◇	◇	◇	◇	◇	◇	◇				
			◇	◇	◇	◇	◇	◇	◇	◇	◇	◇				
			◇	◇	◇	◇	◇	◇	◇	◇	◇	◇				
			◇	◇	◇	◇	◇	◇	◇	◇	◇	◇				
			◇	◇	◇	◇	◇	◇	◇	◇	◇	◇				
			◇	◇	◇	◇	◇	◇	◇	◇	◇	◇				
			◇	◇	◇	◇	◇	◇	◇	◇	◇	◇				
			◇	◇	◇	◇	◇	◇	◇	◇	◇	◇				
			◇	◇	◇	◇	◇	◇	◇	◇	◇	◇				

SUMS	Runs											
	Hits											
	Errors											
	Left on Base											

#	Opposing Pitchers	W/L/S	IP	H	R	ER	BB	SO	HB	BK	TBF

#	Catchers	PB

Umpires	
HP :	3B :
1B :	
2B :	

☐	Visitor :	Date :	Start time :	Weather :
☐	Home :	Scorer :	End time :	Time of Game :

	Line up	Pos	1	2	3	4	5	6	7	8	9	10	AB	R	H	RBI
			◇	◇	◇	◇	◇	◇	◇	◇	◇	◇				
			◇	◇	◇	◇	◇	◇	◇	◇	◇	◇				
			◇	◇	◇	◇	◇	◇	◇	◇	◇	◇				
			◇	◇	◇	◇	◇	◇	◇	◇	◇	◇				
			◇	◇	◇	◇	◇	◇	◇	◇	◇	◇				
			◇	◇	◇	◇	◇	◇	◇	◇	◇	◇				
			◇	◇	◇	◇	◇	◇	◇	◇	◇	◇				
			◇	◇	◇	◇	◇	◇	◇	◇	◇	◇				
			◇	◇	◇	◇	◇	◇	◇	◇	◇	◇				
			◇	◇	◇	◇	◇	◇	◇	◇	◇	◇				
			◇	◇	◇	◇	◇	◇	◇	◇	◇	◇				
			◇	◇	◇	◇	◇	◇	◇	◇	◇	◇				
			◇	◇	◇	◇	◇	◇	◇	◇	◇	◇				
			◇	◇	◇	◇	◇	◇	◇	◇	◇	◇				

SUMS											
	Runs										
	Hits										
	Errors										
	Left on Base										

#	Opposing Pitchers	W/L/S	IP	H	R	ER	BB	SO	HB	BK	TBF

#	Catchers	PB	Umpires	
			HP :	3B :
			1B :	
			2B :	

	Visitor :	Date :	Start time :	Weather :
	Home :	Scorer :	End time :	Time of Game :

	Line up	Pos	1	2	3	4	5	6	7	8	9	10	AB	R	H	RBI

S U M S	Runs										
	Hits										
	Errors										
	Left on Base										

#	Opposing Pitchers	W/L/S	IP	H	R	ER	BB	SO	HB	BK	TBF

#	Catchers	PB	Umpires	
			HP :	3B :
			1B :	
			2B :	

	Visitor :		Date :		Start time :		Weather :	
	Home :		Scorer :		End time :		Time of Game :	

	Line up	Pos	1	2	3	4	5	6	7	8	9	10	AB	R	H	RBI
			◇	◇	◇	◇	◇	◇	◇	◇	◇	◇				
			◇	◇	◇	◇	◇	◇	◇	◇	◇	◇				
			◇	◇	◇	◇	◇	◇	◇	◇	◇	◇				
			◇	◇	◇	◇	◇	◇	◇	◇	◇	◇				
			◇	◇	◇	◇	◇	◇	◇	◇	◇	◇				
			◇	◇	◇	◇	◇	◇	◇	◇	◇	◇				
			◇	◇	◇	◇	◇	◇	◇	◇	◇	◇				
			◇	◇	◇	◇	◇	◇	◇	◇	◇	◇				
			◇	◇	◇	◇	◇	◇	◇	◇	◇	◇				
			◇	◇	◇	◇	◇	◇	◇	◇	◇	◇				
			◇	◇	◇	◇	◇	◇	◇	◇	◇	◇				
			◇	◇	◇	◇	◇	◇	◇	◇	◇	◇				
			◇	◇	◇	◇	◇	◇	◇	◇	◇	◇				
			◇	◇	◇	◇	◇	◇	◇	◇	◇	◇				

SUMS	Runs											
	Hits											
	Errors											
	Left on Base											

#	Opposing Pitchers	W/L/S	IP	H	R	ER	BB	SO	HB	BK	TBF

#	Catchers	PB

Umpires	
HP :	3B :
1B :	
2B :	

	Visitor :		Date :		Start time :		Weather :	
	Home :		Scorer :		End time :		Time of Game :	

	Line up	Pos	1	2	3	4	5	6	7	8	9	10	AB	R	H	RBI
			◇	◇	◇	◇	◇	◇	◇	◇	◇	◇				
			◇	◇	◇	◇	◇	◇	◇	◇	◇	◇				
			◇	◇	◇	◇	◇	◇	◇	◇	◇	◇				
			◇	◇	◇	◇	◇	◇	◇	◇	◇	◇				
			◇	◇	◇	◇	◇	◇	◇	◇	◇	◇				
			◇	◇	◇	◇	◇	◇	◇	◇	◇	◇				
			◇	◇	◇	◇	◇	◇	◇	◇	◇	◇				
			◇	◇	◇	◇	◇	◇	◇	◇	◇	◇				
			◇	◇	◇	◇	◇	◇	◇	◇	◇	◇				
			◇	◇	◇	◇	◇	◇	◇	◇	◇	◇				
			◇	◇	◇	◇	◇	◇	◇	◇	◇	◇				
			◇	◇	◇	◇	◇	◇	◇	◇	◇	◇				
			◇	◇	◇	◇	◇	◇	◇	◇	◇	◇				
			◇	◇	◇	◇	◇	◇	◇	◇	◇	◇				

SUMS		1	2	3	4	5	6	7	8	9	10
	Runs										
	Hits										
	Errors										
	Left on Base										

#	Opposing Pitchers	W/L/S	IP	H	R	ER	BB	SO	HB	BK	TBF

#	Catchers	PB

Umpires	
HP :	3B :
1B :	
2B :	

Visitor :		Date :	Start time :	Weather :
Home :		Scorer :	End time :	Time of Game :

Line up	Pos	1	2	3	4	5	6	7	8	9	10	AB	R	H	RBI
		◇	◇	◇	◇	◇	◇	◇	◇	◇	◇				
		◇	◇	◇	◇	◇	◇	◇	◇	◇	◇				
		◇	◇	◇	◇	◇	◇	◇	◇	◇	◇				
		◇	◇	◇	◇	◇	◇	◇	◇	◇	◇				
		◇	◇	◇	◇	◇	◇	◇	◇	◇	◇				
		◇	◇	◇	◇	◇	◇	◇	◇	◇	◇				
		◇	◇	◇	◇	◇	◇	◇	◇	◇	◇				
		◇	◇	◇	◇	◇	◇	◇	◇	◇	◇				
		◇	◇	◇	◇	◇	◇	◇	◇	◇	◇				
		◇	◇	◇	◇	◇	◇	◇	◇	◇	◇				
		◇	◇	◇	◇	◇	◇	◇	◇	◇	◇				
		◇	◇	◇	◇	◇	◇	◇	◇	◇	◇				
		◇	◇	◇	◇	◇	◇	◇	◇	◇	◇				
		◇	◇	◇	◇	◇	◇	◇	◇	◇	◇				

SUMS											
	Runs										
	Hits										
	Errors										
	Left on Base										

#	Opposing Pitchers	W/L/S	IP	H	R	ER	BB	SO	HB	BK	TBF

#	Catchers	PB	Umpires	
			HP :	3B :
			1B :	
			2B :	

	Visitor :		Date :	Start time :	Weather :
	Home :		Scorer :	End time :	Time of Game :

	Line up	Pos	1	2	3	4	5	6	7	8	9	10	AB	R	H	RBI
			◇	◇	◇	◇	◇	◇	◇	◇	◇	◇				
			◇	◇	◇	◇	◇	◇	◇	◇	◇	◇				
			◇	◇	◇	◇	◇	◇	◇	◇	◇	◇				
			◇	◇	◇	◇	◇	◇	◇	◇	◇	◇				
			◇	◇	◇	◇	◇	◇	◇	◇	◇	◇				
			◇	◇	◇	◇	◇	◇	◇	◇	◇	◇				
			◇	◇	◇	◇	◇	◇	◇	◇	◇	◇				
			◇	◇	◇	◇	◇	◇	◇	◇	◇	◇				
			◇	◇	◇	◇	◇	◇	◇	◇	◇	◇				
			◇	◇	◇	◇	◇	◇	◇	◇	◇	◇				
			◇	◇	◇	◇	◇	◇	◇	◇	◇	◇				
			◇	◇	◇	◇	◇	◇	◇	◇	◇	◇				
			◇	◇	◇	◇	◇	◇	◇	◇	◇	◇				
			◇	◇	◇	◇	◇	◇	◇	◇	◇	◇				

SUMS	Runs											
	Hits											
	Errors											
	Left on Base											

#	Opposing Pitchers	W/L/S	IP	H	R	ER	BB	SO	HB	BK	TBF

#	Catchers	PB	Umpires	
			HP :	3B :
			1B :	
			2B :	

	Visitor :		Date :	Start time :	Weather :
	Home :		Scorer :	End time :	Time of Game :

	Line up	Pos	1	2	3	4	5	6	7	8	9	10	AB	R	H	RBI
			◇	◇	◇	◇	◇	◇	◇	◇	◇	◇				
			◇	◇	◇	◇	◇	◇	◇	◇	◇	◇				
			◇	◇	◇	◇	◇	◇	◇	◇	◇	◇				
			◇	◇	◇	◇	◇	◇	◇	◇	◇	◇				
			◇	◇	◇	◇	◇	◇	◇	◇	◇	◇				
			◇	◇	◇	◇	◇	◇	◇	◇	◇	◇				
			◇	◇	◇	◇	◇	◇	◇	◇	◇	◇				
			◇	◇	◇	◇	◇	◇	◇	◇	◇	◇				
			◇	◇	◇	◇	◇	◇	◇	◇	◇	◇				
			◇	◇	◇	◇	◇	◇	◇	◇	◇	◇				
			◇	◇	◇	◇	◇	◇	◇	◇	◇	◇				
			◇	◇	◇	◇	◇	◇	◇	◇	◇	◇				
			◇	◇	◇	◇	◇	◇	◇	◇	◇	◇				
			◇	◇	◇	◇	◇	◇	◇	◇	◇	◇				

SUMS											
	Runs										
	Hits										
	Errors										
	Left on Base										

#	Opposing Pitchers	W/L/S	IP	H	R	ER	BB	SO	HB	BK	TBF

#	Catchers	PB

Umpires	
HP :	3B :
1B :	
2B :	

☐	Visitor :	Date :	Start time :	Weather :
☐	Home :	Scorer :	End time :	Time of Game :

	Line up	Pos	1	2	3	4	5	6	7	8	9	10	AB	R	H	RBI

SUMS	Runs											
	Hits											
	Errors											
	Left on Base											

#	Opposing Pitchers	W/L/S	IP	H	R	ER	BB	SO	HB	BK	TBF

#	Catchers	PB	Umpires	
			HP :	3B :
			1B :	
			2B :	

| Visitor : | Date : | Start time : | Weather : |
| Home : | Scorer : | End time : | Time of Game : |

Line up	Pos	1	2	3	4	5	6	7	8	9	10	AB	R	H	RBI
		◇	◇	◇	◇	◇	◇	◇	◇	◇	◇				
		◇	◇	◇	◇	◇	◇	◇	◇	◇	◇				
		◇	◇	◇	◇	◇	◇	◇	◇	◇	◇				
		◇	◇	◇	◇	◇	◇	◇	◇	◇	◇				
		◇	◇	◇	◇	◇	◇	◇	◇	◇	◇				
		◇	◇	◇	◇	◇	◇	◇	◇	◇	◇				
		◇	◇	◇	◇	◇	◇	◇	◇	◇	◇				
		◇	◇	◇	◇	◇	◇	◇	◇	◇	◇				
		◇	◇	◇	◇	◇	◇	◇	◇	◇	◇				
		◇	◇	◇	◇	◇	◇	◇	◇	◇	◇				
		◇	◇	◇	◇	◇	◇	◇	◇	◇	◇				
		◇	◇	◇	◇	◇	◇	◇	◇	◇	◇				
		◇	◇	◇	◇	◇	◇	◇	◇	◇	◇				
		◇	◇	◇	◇	◇	◇	◇	◇	◇	◇				

SUMS											
Runs											
Hits											
Errors											
Left on Base											

#	Opposing Pitchers	W/L/S	IP	H	R	ER	BB	SO	HB	BK	TBF

#	Catchers	PB

Umpires	
HP :	3B :
1B :	
2B :	

	Visitor :		Date :		Start time :		Weather :	
	Home :		Scorer :		End time :		Time of Game :	

	Line up	Pos	1	2	3	4	5	6	7	8	9	10	AB	R	H	RBI
			◇	◇	◇	◇	◇	◇	◇	◇	◇	◇				
			◇	◇	◇	◇	◇	◇	◇	◇	◇	◇				
			◇	◇	◇	◇	◇	◇	◇	◇	◇	◇				
			◇	◇	◇	◇	◇	◇	◇	◇	◇	◇				
			◇	◇	◇	◇	◇	◇	◇	◇	◇	◇				
			◇	◇	◇	◇	◇	◇	◇	◇	◇	◇				
			◇	◇	◇	◇	◇	◇	◇	◇	◇	◇				
			◇	◇	◇	◇	◇	◇	◇	◇	◇	◇				
			◇	◇	◇	◇	◇	◇	◇	◇	◇	◇				
			◇	◇	◇	◇	◇	◇	◇	◇	◇	◇				
			◇	◇	◇	◇	◇	◇	◇	◇	◇	◇				
			◇	◇	◇	◇	◇	◇	◇	◇	◇	◇				
			◇	◇	◇	◇	◇	◇	◇	◇	◇	◇				
			◇	◇	◇	◇	◇	◇	◇	◇	◇	◇				

SUMS	Runs										
	Hits										
	Errors										
	Left on Base										

#	Opposing Pitchers	W/L/S	IP	H	R	ER	BB	SO	HB	BK	TBF

#	Catchers	PB	Umpires	
			HP :	3B :
			1B :	
			2B :	

	Visitor :	Date :	Start time :	Weather :
	Home :	Scorer :	End time :	Time of Game :

	Line up	Pos	1	2	3	4	5	6	7	8	9	10	AB	R	H	RBI
			◇	◇	◇	◇	◇	◇	◇	◇	◇	◇				
			◇	◇	◇	◇	◇	◇	◇	◇	◇	◇				
			◇	◇	◇	◇	◇	◇	◇	◇	◇	◇				
			◇	◇	◇	◇	◇	◇	◇	◇	◇	◇				
			◇	◇	◇	◇	◇	◇	◇	◇	◇	◇				
			◇	◇	◇	◇	◇	◇	◇	◇	◇	◇				
			◇	◇	◇	◇	◇	◇	◇	◇	◇	◇				
			◇	◇	◇	◇	◇	◇	◇	◇	◇	◇				
			◇	◇	◇	◇	◇	◇	◇	◇	◇	◇				
			◇	◇	◇	◇	◇	◇	◇	◇	◇	◇				
			◇	◇	◇	◇	◇	◇	◇	◇	◇	◇				
			◇	◇	◇	◇	◇	◇	◇	◇	◇	◇				
			◇	◇	◇	◇	◇	◇	◇	◇	◇	◇				
			◇	◇	◇	◇	◇	◇	◇	◇	◇	◇				

SUMS														
	Runs													
	Hits													
	Errors													
	Left on Base													

#	Opposing Pitchers	W/L/S	IP	H	R	ER	BB	SO	HB	BK	TBF

#	Catchers	PB

Umpires	
HP :	3B :
1B :	
2B :	

	Visitor :		Date :	Start time :	Weather :
	Home :		Scorer :	End time :	Time of Game :

Line up	Pos	1	2	3	4	5	6	7	8	9	10	AB	R	H	RBI

SUMS											
	Runs										
	Hits										
	Errors										
	Left on Base										

#	Opposing Pitchers	W/L/S	IP	H	R	ER	BB	SO	HB	BK	TBF

#	Catchers	PB	Umpires	
			HP :	3B :
			1B :	
			2B :	

| | Visitor : | | Date : | Start time : | Weather : |
| | Home : | | Scorer : | End time : | Time of Game : |

Line up	Pos	1	2	3	4	5	6	7	8	9	10	AB	R	H	RBI

SUMS												
	Runs											
	Hits											
	Errors											
	Left on Base											

#	Opposing Pitchers	W/L/S	IP	H	R	ER	BB	SO	HB	BK	TBF

#	Catchers	PB	Umpires		
			HP :		3B :
			1B :		
			2B :		

☐	Visitor :		Date :	Start time :	Weather :
☐	Home :		Scorer :	End time :	Time of Game :

	Line up	Pos	1	2	3	4	5	6	7	8	9	10	AB	R	H	RBI
			◇	◇	◇	◇	◇	◇	◇	◇	◇	◇				
			◇	◇	◇	◇	◇	◇	◇	◇	◇	◇				
			◇	◇	◇	◇	◇	◇	◇	◇	◇	◇				
			◇	◇	◇	◇	◇	◇	◇	◇	◇	◇				
			◇	◇	◇	◇	◇	◇	◇	◇	◇	◇				
			◇	◇	◇	◇	◇	◇	◇	◇	◇	◇				
			◇	◇	◇	◇	◇	◇	◇	◇	◇	◇				
			◇	◇	◇	◇	◇	◇	◇	◇	◇	◇				
			◇	◇	◇	◇	◇	◇	◇	◇	◇	◇				
			◇	◇	◇	◇	◇	◇	◇	◇	◇	◇				
			◇	◇	◇	◇	◇	◇	◇	◇	◇	◇				
			◇	◇	◇	◇	◇	◇	◇	◇	◇	◇				
			◇	◇	◇	◇	◇	◇	◇	◇	◇	◇				
			◇	◇	◇	◇	◇	◇	◇	◇	◇	◇				

SUMS	Runs											
	Hits											
	Errors											
	Left on Base											

#	Opposing Pitchers	W/L/S	IP	H	R	ER	BB	SO	HB	BK	TBF

#	Catchers	PB	Umpires	
			HP :	3B :
			1B :	
			2B :	

	Visitor :		Date :	Start time :	Weather :
	Home :		Scorer :	End time :	Time of Game :

	Line up	Pos	1	2	3	4	5	6	7	8	9	10	AB	R	H	RBI
			◇	◇	◇	◇	◇	◇	◇	◇	◇	◇				
			◇	◇	◇	◇	◇	◇	◇	◇	◇	◇				
			◇	◇	◇	◇	◇	◇	◇	◇	◇	◇				
			◇	◇	◇	◇	◇	◇	◇	◇	◇	◇				
			◇	◇	◇	◇	◇	◇	◇	◇	◇	◇				
			◇	◇	◇	◇	◇	◇	◇	◇	◇	◇				
			◇	◇	◇	◇	◇	◇	◇	◇	◇	◇				
			◇	◇	◇	◇	◇	◇	◇	◇	◇	◇				
			◇	◇	◇	◇	◇	◇	◇	◇	◇	◇				
			◇	◇	◇	◇	◇	◇	◇	◇	◇	◇				
			◇	◇	◇	◇	◇	◇	◇	◇	◇	◇				
			◇	◇	◇	◇	◇	◇	◇	◇	◇	◇				
			◇	◇	◇	◇	◇	◇	◇	◇	◇	◇				
			◇	◇	◇	◇	◇	◇	◇	◇	◇	◇				

SUMS	Runs											
	Hits											
	Errors											
	Left on Base											

#	Opposing Pitchers	W/L/S	IP	H	R	ER	BB	SO	HB	BK	TBF

#	Catchers	PB

Umpires	
HP :	3B :
1B :	
2B :	

	Visitor :		Date :	Start time :	Weather :
	Home :		Scorer :	End time :	Time of Game :

	Line up	Pos	1	2	3	4	5	6	7	8	9	10	AB	R	H	RBI
			◇	◇	◇	◇	◇	◇	◇	◇	◇	◇				
			◇	◇	◇	◇	◇	◇	◇	◇	◇	◇				
			◇	◇	◇	◇	◇	◇	◇	◇	◇	◇				
			◇	◇	◇	◇	◇	◇	◇	◇	◇	◇				
			◇	◇	◇	◇	◇	◇	◇	◇	◇	◇				
			◇	◇	◇	◇	◇	◇	◇	◇	◇	◇				
			◇	◇	◇	◇	◇	◇	◇	◇	◇	◇				
			◇	◇	◇	◇	◇	◇	◇	◇	◇	◇				
			◇	◇	◇	◇	◇	◇	◇	◇	◇	◇				
			◇	◇	◇	◇	◇	◇	◇	◇	◇	◇				
			◇	◇	◇	◇	◇	◇	◇	◇	◇	◇				
			◇	◇	◇	◇	◇	◇	◇	◇	◇	◇				
			◇	◇	◇	◇	◇	◇	◇	◇	◇	◇				
			◇	◇	◇	◇	◇	◇	◇	◇	◇	◇				

SUMS	Runs											
	Hits											
	Errors											
	Left on Base											

#	Opposing Pitchers	W/L/S	IP	H	R	ER	BB	SO	HB	BK	TBF

#	Catchers	PB	Umpires	
			HP :	3B :
			1B :	
			2B :	

☐	Visitor :		Date :	Start time :	Weather :
☐	Home :		Scorer :	End time :	Time of Game :

	Line up	Pos	1	2	3	4	5	6	7	8	9	10	AB	R	H	RBI
			◇	◇	◇	◇	◇	◇	◇	◇	◇	◇				
			◇	◇	◇	◇	◇	◇	◇	◇	◇	◇				
			◇	◇	◇	◇	◇	◇	◇	◇	◇	◇				
			◇	◇	◇	◇	◇	◇	◇	◇	◇	◇				
			◇	◇	◇	◇	◇	◇	◇	◇	◇	◇				
			◇	◇	◇	◇	◇	◇	◇	◇	◇	◇				
			◇	◇	◇	◇	◇	◇	◇	◇	◇	◇				
			◇	◇	◇	◇	◇	◇	◇	◇	◇	◇				
			◇	◇	◇	◇	◇	◇	◇	◇	◇	◇				
			◇	◇	◇	◇	◇	◇	◇	◇	◇	◇				
			◇	◇	◇	◇	◇	◇	◇	◇	◇	◇				
			◇	◇	◇	◇	◇	◇	◇	◇	◇	◇				
			◇	◇	◇	◇	◇	◇	◇	◇	◇	◇				
			◇	◇	◇	◇	◇	◇	◇	◇	◇	◇				

SUMS	Runs											
	Hits											
	Errors											
	Left on Base											

#	Opposing Pitchers	W/L/S	IP	H	R	ER	BB	SO	HB	BK	TBF

#	Catchers	PB	Umpires		
			HP :		3B :
			1B :		
			2B :		

| | Visitor : | | Date : | Start time : | Weather : |
| | Home : | | Scorer : | End time : | Time of Game : |

	Line up	Pos	1	2	3	4	5	6	7	8	9	10	AB	R	H	RBI
			◇	◇	◇	◇	◇	◇	◇	◇	◇	◇				
			◇	◇	◇	◇	◇	◇	◇	◇	◇	◇				
			◇	◇	◇	◇	◇	◇	◇	◇	◇	◇				
			◇	◇	◇	◇	◇	◇	◇	◇	◇	◇				
			◇	◇	◇	◇	◇	◇	◇	◇	◇	◇				
			◇	◇	◇	◇	◇	◇	◇	◇	◇	◇				
			◇	◇	◇	◇	◇	◇	◇	◇	◇	◇				
			◇	◇	◇	◇	◇	◇	◇	◇	◇	◇				
			◇	◇	◇	◇	◇	◇	◇	◇	◇	◇				
			◇	◇	◇	◇	◇	◇	◇	◇	◇	◇				
			◇	◇	◇	◇	◇	◇	◇	◇	◇	◇				
			◇	◇	◇	◇	◇	◇	◇	◇	◇	◇				
			◇	◇	◇	◇	◇	◇	◇	◇	◇	◇				
			◇	◇	◇	◇	◇	◇	◇	◇	◇	◇				

SUMS												
	Runs											
	Hits											
	Errors											
	Left on Base											

#	Opposing Pitchers	W/L/S	IP	H	R	ER	BB	SO	HB	BK	TBF

#	Catchers	PB	Umpires	
			HP :	3B :
			1B :	
			2B :	

	Visitor :	Date :	Start time :	Weather :
	Home :	Scorer :	End time :	Time of Game :

	Line up	Pos	1	2	3	4	5	6	7	8	9	10	AB	R	H	RBI
			◇	◇	◇	◇	◇	◇	◇	◇	◇	◇				
			◇	◇	◇	◇	◇	◇	◇	◇	◇	◇				
			◇	◇	◇	◇	◇	◇	◇	◇	◇	◇				
			◇	◇	◇	◇	◇	◇	◇	◇	◇	◇				
			◇	◇	◇	◇	◇	◇	◇	◇	◇	◇				
			◇	◇	◇	◇	◇	◇	◇	◇	◇	◇				
			◇	◇	◇	◇	◇	◇	◇	◇	◇	◇				
			◇	◇	◇	◇	◇	◇	◇	◇	◇	◇				
			◇	◇	◇	◇	◇	◇	◇	◇	◇	◇				
			◇	◇	◇	◇	◇	◇	◇	◇	◇	◇				
			◇	◇	◇	◇	◇	◇	◇	◇	◇	◇				
			◇	◇	◇	◇	◇	◇	◇	◇	◇	◇				
			◇	◇	◇	◇	◇	◇	◇	◇	◇	◇				
			◇	◇	◇	◇	◇	◇	◇	◇	◇	◇				

SUMS											
	Runs										
	Hits										
	Errors										
	Left on Base										

#	Opposing Pitchers	W/L/S	IP	H	R	ER	BB	SO	HB	BK	TBF

#	Catchers	PB

Umpires	
HP :	3B :
1B :	
2B :	

_____

_____

_____

_____

☐	Visitor :		Date :	Start time :	Weather :
☐	Home :		Scorer :	End time :	Time of Game :

	Line up	Pos	1	2	3	4	5	6	7	8	9	10	AB	R	H	RBI
			◇	◇	◇	◇	◇	◇	◇	◇	◇	◇				
			◇	◇	◇	◇	◇	◇	◇	◇	◇	◇				
			◇	◇	◇	◇	◇	◇	◇	◇	◇	◇				
			◇	◇	◇	◇	◇	◇	◇	◇	◇	◇				
			◇	◇	◇	◇	◇	◇	◇	◇	◇	◇				
			◇	◇	◇	◇	◇	◇	◇	◇	◇	◇				
			◇	◇	◇	◇	◇	◇	◇	◇	◇	◇				
			◇	◇	◇	◇	◇	◇	◇	◇	◇	◇				
			◇	◇	◇	◇	◇	◇	◇	◇	◇	◇				
			◇	◇	◇	◇	◇	◇	◇	◇	◇	◇				
			◇	◇	◇	◇	◇	◇	◇	◇	◇	◇				
			◇	◇	◇	◇	◇	◇	◇	◇	◇	◇				
			◇	◇	◇	◇	◇	◇	◇	◇	◇	◇				
			◇	◇	◇	◇	◇	◇	◇	◇	◇	◇				

SUMS												
	Runs											
	Hits											
	Errors											
	Left on Base											

#	Opposing Pitchers	W/L/S	IP	H	R	ER	BB	SO	HB	BK	TBF

#	Catchers	PB

Umpires	
HP :	3B :
1B :	
2B :	

☐	Visitor :		Date :	Start time :	Weather :
☐	Home :		Scorer :	End time :	Time of Game :

Line up	Pos	1	2	3	4	5	6	7	8	9	10	AB	R	H	RBI
		◇	◇	◇	◇	◇	◇	◇	◇	◇	◇				
		◇	◇	◇	◇	◇	◇	◇	◇	◇	◇				
		◇	◇	◇	◇	◇	◇	◇	◇	◇	◇				
		◇	◇	◇	◇	◇	◇	◇	◇	◇	◇				
		◇	◇	◇	◇	◇	◇	◇	◇	◇	◇				
		◇	◇	◇	◇	◇	◇	◇	◇	◇	◇				
		◇	◇	◇	◇	◇	◇	◇	◇	◇	◇				
		◇	◇	◇	◇	◇	◇	◇	◇	◇	◇				
		◇	◇	◇	◇	◇	◇	◇	◇	◇	◇				
		◇	◇	◇	◇	◇	◇	◇	◇	◇	◇				
		◇	◇	◇	◇	◇	◇	◇	◇	◇	◇				
		◇	◇	◇	◇	◇	◇	◇	◇	◇	◇				
		◇	◇	◇	◇	◇	◇	◇	◇	◇	◇				
		◇	◇	◇	◇	◇	◇	◇	◇	◇	◇				

SUMS	Runs										
	Hits										
	Errors										
	Left on Base										

#	Opposing Pitchers	W/L/S	IP	H	R	ER	BB	SO	HB	BK	TBF

#	Catchers	PB

Umpires	
HP :	3B :
1B :	
2B :	

	Visitor :		Date :	Start time :	Weather :
	Home :		Scorer :	End time :	Time of Game :

	Line up	Pos	1	2	3	4	5	6	7	8	9	10	AB	R	H	RBI
			◇	◇	◇	◇	◇	◇	◇	◇	◇	◇				
			◇	◇	◇	◇	◇	◇	◇	◇	◇	◇				
			◇	◇	◇	◇	◇	◇	◇	◇	◇	◇				
			◇	◇	◇	◇	◇	◇	◇	◇	◇	◇				
			◇	◇	◇	◇	◇	◇	◇	◇	◇	◇				
			◇	◇	◇	◇	◇	◇	◇	◇	◇	◇				
			◇	◇	◇	◇	◇	◇	◇	◇	◇	◇				
			◇	◇	◇	◇	◇	◇	◇	◇	◇	◇				
			◇	◇	◇	◇	◇	◇	◇	◇	◇	◇				
			◇	◇	◇	◇	◇	◇	◇	◇	◇	◇				
			◇	◇	◇	◇	◇	◇	◇	◇	◇	◇				
			◇	◇	◇	◇	◇	◇	◇	◇	◇	◇				
			◇	◇	◇	◇	◇	◇	◇	◇	◇	◇				
			◇	◇	◇	◇	◇	◇	◇	◇	◇	◇				

SUMS												
	Runs											
	Hits											
	Errors											
	Left on Base											

#	Opposing Pitchers	W/L/S	IP	H	R	ER	BB	SO	HB	BK	TBF

#	Catchers	PB	Umpires	
			HP :	3B :
			1B :	
			2B :	

	Visitor :		Date :		Start time :		Weather :	
	Home :		Scorer :		End time :		Time of Game :	

	Line up	Pos	1	2	3	4	5	6	7	8	9	10	AB	R	H	RBI
			◇	◇	◇	◇	◇	◇	◇	◇	◇	◇				
			◇	◇	◇	◇	◇	◇	◇	◇	◇	◇				
			◇	◇	◇	◇	◇	◇	◇	◇	◇	◇				
			◇	◇	◇	◇	◇	◇	◇	◇	◇	◇				
			◇	◇	◇	◇	◇	◇	◇	◇	◇	◇				
			◇	◇	◇	◇	◇	◇	◇	◇	◇	◇				
			◇	◇	◇	◇	◇	◇	◇	◇	◇	◇				
			◇	◇	◇	◇	◇	◇	◇	◇	◇	◇				
			◇	◇	◇	◇	◇	◇	◇	◇	◇	◇				
			◇	◇	◇	◇	◇	◇	◇	◇	◇	◇				
			◇	◇	◇	◇	◇	◇	◇	◇	◇	◇				
			◇	◇	◇	◇	◇	◇	◇	◇	◇	◇				
			◇	◇	◇	◇	◇	◇	◇	◇	◇	◇				
			◇	◇	◇	◇	◇	◇	◇	◇	◇	◇				

SUMS											
	Runs										
	Hits										
	Errors										
	Left on Base										

#	Opposing Pitchers	W/L/S	IP	H	R	ER	BB	SO	HB	BK	TBF

#	Catchers	PB

Umpires	
HP :	3B :
1B :	
2B :	

	Visitor :		Date :		Start time :		Weather :	
	Home :		Scorer :		End time :		Time of Game :	

	Line up	Pos	1	2	3	4	5	6	7	8	9	10	AB	R	H	RBI
			◇	◇	◇	◇	◇	◇	◇	◇	◇	◇				
			◇	◇	◇	◇	◇	◇	◇	◇	◇	◇				
			◇	◇	◇	◇	◇	◇	◇	◇	◇	◇				
			◇	◇	◇	◇	◇	◇	◇	◇	◇	◇				
			◇	◇	◇	◇	◇	◇	◇	◇	◇	◇				
			◇	◇	◇	◇	◇	◇	◇	◇	◇	◇				
			◇	◇	◇	◇	◇	◇	◇	◇	◇	◇				
			◇	◇	◇	◇	◇	◇	◇	◇	◇	◇				
			◇	◇	◇	◇	◇	◇	◇	◇	◇	◇				
			◇	◇	◇	◇	◇	◇	◇	◇	◇	◇				
			◇	◇	◇	◇	◇	◇	◇	◇	◇	◇				
			◇	◇	◇	◇	◇	◇	◇	◇	◇	◇				
			◇	◇	◇	◇	◇	◇	◇	◇	◇	◇				

SUMS	Runs											
	Hits											
	Errors											
	Left on Base											

#	Opposing Pitchers	W/L/S	IP	H	R	ER	BB	SO	HB	BK	TBF

#	Catchers	PB

Umpires	
HP :	3B :
1B :	
2B :	

| ☐ Visitor : | Date : | Start time : | Weather : |
| ☐ Home : | Scorer : | End time : | Time of Game : |

Line up	Pos	1	2	3	4	5	6	7	8	9	10	AB	R	H	RBI
		◇	◇	◇	◇	◇	◇	◇	◇	◇	◇				
		◇	◇	◇	◇	◇	◇	◇	◇	◇	◇				
		◇	◇	◇	◇	◇	◇	◇	◇	◇	◇				
		◇	◇	◇	◇	◇	◇	◇	◇	◇	◇				
		◇	◇	◇	◇	◇	◇	◇	◇	◇	◇				
		◇	◇	◇	◇	◇	◇	◇	◇	◇	◇				
		◇	◇	◇	◇	◇	◇	◇	◇	◇	◇				
		◇	◇	◇	◇	◇	◇	◇	◇	◇	◇				
		◇	◇	◇	◇	◇	◇	◇	◇	◇	◇				
		◇	◇	◇	◇	◇	◇	◇	◇	◇	◇				
		◇	◇	◇	◇	◇	◇	◇	◇	◇	◇				
		◇	◇	◇	◇	◇	◇	◇	◇	◇	◇				
		◇	◇	◇	◇	◇	◇	◇	◇	◇	◇				
		◇	◇	◇	◇	◇	◇	◇	◇	◇	◇				

SUMS											
	Runs										
	Hits										
	Errors										
	Left on Base										

#	Opposing Pitchers	W/L/S	IP	H	R	ER	BB	SO	HB	BK	TBF

#	Catchers	PB

Umpires	
HP :	3B :
1B :	
2B :	

	Visitor :		Date :	Start time :	Weather :
	Home :		Scorer :	End time :	Time of Game :

	Line up	Pos	1	2	3	4	5	6	7	8	9	10	AB	R	H	RBI
			◇	◇	◇	◇	◇	◇	◇	◇	◇	◇				
			◇	◇	◇	◇	◇	◇	◇	◇	◇	◇				
			◇	◇	◇	◇	◇	◇	◇	◇	◇	◇				
			◇	◇	◇	◇	◇	◇	◇	◇	◇	◇				
			◇	◇	◇	◇	◇	◇	◇	◇	◇	◇				
			◇	◇	◇	◇	◇	◇	◇	◇	◇	◇				
			◇	◇	◇	◇	◇	◇	◇	◇	◇	◇				
			◇	◇	◇	◇	◇	◇	◇	◇	◇	◇				
			◇	◇	◇	◇	◇	◇	◇	◇	◇	◇				
			◇	◇	◇	◇	◇	◇	◇	◇	◇	◇				
			◇	◇	◇	◇	◇	◇	◇	◇	◇	◇				
			◇	◇	◇	◇	◇	◇	◇	◇	◇	◇				
			◇	◇	◇	◇	◇	◇	◇	◇	◇	◇				
			◇	◇	◇	◇	◇	◇	◇	◇	◇	◇				

SUMS											
	Runs										
	Hits										
	Errors										
	Left on Base										

#	Opposing Pitchers	W/L/S	IP	H	R	ER	BB	SO	HB	BK	TBF

#	Catchers	PB	Umpires	
			HP :	3B :
			1B :	
			2B :	

	Visitor :		Date :	Start time :	Weather :
	Home :		Scorer :	End time :	Time of Game :

	Line up	Pos	1	2	3	4	5	6	7	8	9	10	AB	R	H	RBI
			◇	◇	◇	◇	◇	◇	◇	◇	◇	◇				
			◇	◇	◇	◇	◇	◇	◇	◇	◇	◇				
			◇	◇	◇	◇	◇	◇	◇	◇	◇	◇				
			◇	◇	◇	◇	◇	◇	◇	◇	◇	◇				
			◇	◇	◇	◇	◇	◇	◇	◇	◇	◇				
			◇	◇	◇	◇	◇	◇	◇	◇	◇	◇				
			◇	◇	◇	◇	◇	◇	◇	◇	◇	◇				
			◇	◇	◇	◇	◇	◇	◇	◇	◇	◇				
			◇	◇	◇	◇	◇	◇	◇	◇	◇	◇				
			◇	◇	◇	◇	◇	◇	◇	◇	◇	◇				
			◇	◇	◇	◇	◇	◇	◇	◇	◇	◇				
			◇	◇	◇	◇	◇	◇	◇	◇	◇	◇				
			◇	◇	◇	◇	◇	◇	◇	◇	◇	◇				
			◇	◇	◇	◇	◇	◇	◇	◇	◇	◇				

SUMS		1	2	3	4	5	6	7	8	9	10
	Runs										
	Hits										
	Errors										
	Left on Base										

#	Opposing Pitchers	W/L/S	IP	H	R	ER	BB	SO	HB	BK	TBF

#	Catchers	PB

Umpires	
HP :	3B :
1B :	
2B :	

Visitor :	Date :	Start time :	Weather :
Home :	Scorer :	End time :	Time of Game :

	Line up	Pos	1	2	3	4	5	6	7	8	9	10	AB	R	H	RBI

S U M S											
	Runs										
	Hits										
	Errors										
	Left on Base										

#	Opposing Pitchers	W/L/S	IP	H	R	ER	BB	SO	HB	BK	TBF

#	Catchers	PB	Umpires	
			HP :	3B :
			1B :	
			2B :	

	Visitor :		Date :	Start time :	Weather :
	Home :		Scorer :	End time :	Time of Game :

Line up	Pos	1	2	3	4	5	6	7	8	9	10	AB	R	H	RBI

SUMS												
	Runs											
	Hits											
	Errors											
	Left on Base											

#	Opposing Pitchers	W/L/S	IP	H	R	ER	BB	SO	HB	BK	TBF

#	Catchers	PB	Umpires	
			HP :	3B :
			1B :	
			2B :	

	Visitor :		Date :	Start time :	Weather :
	Home :		Scorer :	End time :	Time of Game :

	Line up	Pos	1	2	3	4	5	6	7	8	9	10	AB	R	H	RBI
			◇	◇	◇	◇	◇	◇	◇	◇	◇	◇				
			◇	◇	◇	◇	◇	◇	◇	◇	◇	◇				
			◇	◇	◇	◇	◇	◇	◇	◇	◇	◇				
			◇	◇	◇	◇	◇	◇	◇	◇	◇	◇				
			◇	◇	◇	◇	◇	◇	◇	◇	◇	◇				
			◇	◇	◇	◇	◇	◇	◇	◇	◇	◇				
			◇	◇	◇	◇	◇	◇	◇	◇	◇	◇				
			◇	◇	◇	◇	◇	◇	◇	◇	◇	◇				
			◇	◇	◇	◇	◇	◇	◇	◇	◇	◇				
			◇	◇	◇	◇	◇	◇	◇	◇	◇	◇				
			◇	◇	◇	◇	◇	◇	◇	◇	◇	◇				
			◇	◇	◇	◇	◇	◇	◇	◇	◇	◇				
			◇	◇	◇	◇	◇	◇	◇	◇	◇	◇				
			◇	◇	◇	◇	◇	◇	◇	◇	◇	◇				

SUMS											
	Runs										
	Hits										
	Errors										
	Left on Base										

#	Opposing Pitchers	W/L/S	IP	H	R	ER	BB	SO	HB	BK	TBF

#	Catchers	PB

Umpires	
HP :	3B :
1B :	
2B :	

	Visitor :	Date :	Start time :	Weather :
	Home :	Scorer :	End time :	Time of Game :

	Line up	Pos	1	2	3	4	5	6	7	8	9	10	AB	R	H	RBI

SUMS		1	2	3	4	5	6	7	8	9	10
	Runs										
	Hits										
	Errors										
	Left on Base										

#	Opposing Pitchers	W/L/S	IP	H	R	ER	BB	SO	HB	BK	TBF

#	Catchers	PB

Umpires	
HP :	3B :
1B :	
2B :	

| | Visitor : | Date : | Start time : | Weather : |
| | Home : | Scorer : | End time : | Time of Game : |

	Line up	Pos	1	2	3	4	5	6	7	8	9	10	AB	R	H	RBI
			◇	◇	◇	◇	◇	◇	◇	◇	◇	◇				
			◇	◇	◇	◇	◇	◇	◇	◇	◇	◇				
			◇	◇	◇	◇	◇	◇	◇	◇	◇	◇				
			◇	◇	◇	◇	◇	◇	◇	◇	◇	◇				
			◇	◇	◇	◇	◇	◇	◇	◇	◇	◇				
			◇	◇	◇	◇	◇	◇	◇	◇	◇	◇				
			◇	◇	◇	◇	◇	◇	◇	◇	◇	◇				
			◇	◇	◇	◇	◇	◇	◇	◇	◇	◇				
			◇	◇	◇	◇	◇	◇	◇	◇	◇	◇				
			◇	◇	◇	◇	◇	◇	◇	◇	◇	◇				
			◇	◇	◇	◇	◇	◇	◇	◇	◇	◇				
			◇	◇	◇	◇	◇	◇	◇	◇	◇	◇				
			◇	◇	◇	◇	◇	◇	◇	◇	◇	◇				
			◇	◇	◇	◇	◇	◇	◇	◇	◇	◇				

SUMS												
	Runs											
	Hits											
	Errors											
	Left on Base											

#	Opposing Pitchers	W/L/S	IP	H	R	ER	BB	SO	HB	BK	TBF

#	Catchers	PB	Umpires		
			HP :		3B :
			1B :		
			2B :		

	Visitor :										Date :			Start time :			Weather :		
	Home :										Scorer :			End time :			Time of Game :		

	Line up	Pos	1	2	3	4	5	6	7	8	9	10	AB	R	H	RBI
			◇	◇	◇	◇	◇	◇	◇	◇	◇	◇				
			◇	◇	◇	◇	◇	◇	◇	◇	◇	◇				
			◇	◇	◇	◇	◇	◇	◇	◇	◇	◇				
			◇	◇	◇	◇	◇	◇	◇	◇	◇	◇				
			◇	◇	◇	◇	◇	◇	◇	◇	◇	◇				
			◇	◇	◇	◇	◇	◇	◇	◇	◇	◇				
			◇	◇	◇	◇	◇	◇	◇	◇	◇	◇				
			◇	◇	◇	◇	◇	◇	◇	◇	◇	◇				
			◇	◇	◇	◇	◇	◇	◇	◇	◇	◇				
			◇	◇	◇	◇	◇	◇	◇	◇	◇	◇				
			◇	◇	◇	◇	◇	◇	◇	◇	◇	◇				
			◇	◇	◇	◇	◇	◇	◇	◇	◇	◇				
			◇	◇	◇	◇	◇	◇	◇	◇	◇	◇				
			◇	◇	◇	◇	◇	◇	◇	◇	◇	◇				

SUMS	Runs										
	Hits										
	Errors										
	Left on Base										

#	Opposing Pitchers	W/L/S	IP	H	R	ER	BB	SO	HB	BK	TBF

#	Catchers	PB

Umpires	
HP :	3B :
1B :	
2B :	

_____

_____

_____

_____

	Visitor :	Date :	Start time :	Weather :
	Home :	Scorer :	End time :	Time of Game :

	Line up	Pos	1	2	3	4	5	6	7	8	9	10	AB	R	H	RBI
			◇	◇	◇	◇	◇	◇	◇	◇	◇	◇				
			◇	◇	◇	◇	◇	◇	◇	◇	◇	◇				
			◇	◇	◇	◇	◇	◇	◇	◇	◇	◇				
			◇	◇	◇	◇	◇	◇	◇	◇	◇	◇				
			◇	◇	◇	◇	◇	◇	◇	◇	◇	◇				
			◇	◇	◇	◇	◇	◇	◇	◇	◇	◇				
			◇	◇	◇	◇	◇	◇	◇	◇	◇	◇				
			◇	◇	◇	◇	◇	◇	◇	◇	◇	◇				
			◇	◇	◇	◇	◇	◇	◇	◇	◇	◇				
			◇	◇	◇	◇	◇	◇	◇	◇	◇	◇				
			◇	◇	◇	◇	◇	◇	◇	◇	◇	◇				
			◇	◇	◇	◇	◇	◇	◇	◇	◇	◇				
			◇	◇	◇	◇	◇	◇	◇	◇	◇	◇				
			◇	◇	◇	◇	◇	◇	◇	◇	◇	◇				

SUMS	Runs															
	Hits															
	Errors															
	Left on Base															

#	Opposing Pitchers	W/L/S	IP	H	R	ER	BB	SO	HB	BK	TBF

#	Catchers	PB	Umpires	
			HP :	3B :
			1B :	
			2B :	

	Visitor :		Date :		Start time :		Weather :	
	Home :		Scorer :		End time :		Time of Game :	

	Line up	Pos	1	2	3	4	5	6	7	8	9	10	AB	R	H	RBI
			◇	◇	◇	◇	◇	◇	◇	◇	◇	◇				
			◇	◇	◇	◇	◇	◇	◇	◇	◇	◇				
			◇	◇	◇	◇	◇	◇	◇	◇	◇	◇				
			◇	◇	◇	◇	◇	◇	◇	◇	◇	◇				
			◇	◇	◇	◇	◇	◇	◇	◇	◇	◇				
			◇	◇	◇	◇	◇	◇	◇	◇	◇	◇				
			◇	◇	◇	◇	◇	◇	◇	◇	◇	◇				
			◇	◇	◇	◇	◇	◇	◇	◇	◇	◇				
			◇	◇	◇	◇	◇	◇	◇	◇	◇	◇				
			◇	◇	◇	◇	◇	◇	◇	◇	◇	◇				
			◇	◇	◇	◇	◇	◇	◇	◇	◇	◇				
			◇	◇	◇	◇	◇	◇	◇	◇	◇	◇				
			◇	◇	◇	◇	◇	◇	◇	◇	◇	◇				
			◇	◇	◇	◇	◇	◇	◇	◇	◇	◇				

SUMS															
	Runs														
	Hits														
	Errors														
	Left on Base														

#	Opposing Pitchers	W/L/S	IP	H	R	ER	BB	SO	HB	BK	TBF

#	Catchers	PB

Umpires	
HP :	3B :
1B :	
2B :	

	Visitor :		Date :	Start time :	Weather :
	Home :		Scorer :	End time :	Time of Game :

	Line up	Pos	1	2	3	4	5	6	7	8	9	10	AB	R	H	RBI

S U M S	Runs										
	Hits										
	Errors										
	Left on Base										

#	Opposing Pitchers	W/L/S	IP	H	R	ER	BB	SO	HB	BK	TBF

#	Catchers	PB

Umpires	
HP :	3B :
1B :	
2B :	

	Visitor :		Date :	Start time :	Weather :
	Home :		Scorer :	End time :	Time of Game :

	Line up	Pos	1	2	3	4	5	6	7	8	9	10	AB	R	H	RBI
			◇	◇	◇	◇	◇	◇	◇	◇	◇	◇				
			◇	◇	◇	◇	◇	◇	◇	◇	◇	◇				
			◇	◇	◇	◇	◇	◇	◇	◇	◇	◇				
			◇	◇	◇	◇	◇	◇	◇	◇	◇	◇				
			◇	◇	◇	◇	◇	◇	◇	◇	◇	◇				
			◇	◇	◇	◇	◇	◇	◇	◇	◇	◇				
			◇	◇	◇	◇	◇	◇	◇	◇	◇	◇				
			◇	◇	◇	◇	◇	◇	◇	◇	◇	◇				
			◇	◇	◇	◇	◇	◇	◇	◇	◇	◇				
			◇	◇	◇	◇	◇	◇	◇	◇	◇	◇				
			◇	◇	◇	◇	◇	◇	◇	◇	◇	◇				
			◇	◇	◇	◇	◇	◇	◇	◇	◇	◇				
			◇	◇	◇	◇	◇	◇	◇	◇	◇	◇				
			◇	◇	◇	◇	◇	◇	◇	◇	◇	◇				

SUMS													
	Runs												
	Hits												
	Errors												
	Left on Base												

#	Opposing Pitchers	W/L/S	IP	H	R	ER	BB	SO	HB	BK	TBF

#	Catchers	PB

Umpires	
HP :	3B :
1B :	
2B :	

	Visitor :		Date :		Start time :		Weather :	
	Home :		Scorer :		End time :		Time of Game :	

	Line up	Pos	1	2	3	4	5	6	7	8	9	10	AB	R	H	RBI
			◇	◇	◇	◇	◇	◇	◇	◇	◇	◇				
			◇	◇	◇	◇	◇	◇	◇	◇	◇	◇				
			◇	◇	◇	◇	◇	◇	◇	◇	◇	◇				
			◇	◇	◇	◇	◇	◇	◇	◇	◇	◇				
			◇	◇	◇	◇	◇	◇	◇	◇	◇	◇				
			◇	◇	◇	◇	◇	◇	◇	◇	◇	◇				
			◇	◇	◇	◇	◇	◇	◇	◇	◇	◇				
			◇	◇	◇	◇	◇	◇	◇	◇	◇	◇				
			◇	◇	◇	◇	◇	◇	◇	◇	◇	◇				
			◇	◇	◇	◇	◇	◇	◇	◇	◇	◇				
			◇	◇	◇	◇	◇	◇	◇	◇	◇	◇				
			◇	◇	◇	◇	◇	◇	◇	◇	◇	◇				
			◇	◇	◇	◇	◇	◇	◇	◇	◇	◇				
			◇	◇	◇	◇	◇	◇	◇	◇	◇	◇				

SUMS											
	Runs										
	Hits										
	Errors										
	Left on Base										

#	Opposing Pitchers	W/L/S	IP	H	R	ER	BB	SO	HB	BK	TBF

#	Catchers	PB	Umpires	
			HP :	3B :
			1B :	
			2B :	

	Visitor :		Date :	Start time :	Weather :
	Home :		Scorer :	End time :	Time of Game :

	Line up	Pos	1	2	3	4	5	6	7	8	9	10	AB	R	H	RBI
			◇	◇	◇	◇	◇	◇	◇	◇	◇	◇				
			◇	◇	◇	◇	◇	◇	◇	◇	◇	◇				
			◇	◇	◇	◇	◇	◇	◇	◇	◇	◇				
			◇	◇	◇	◇	◇	◇	◇	◇	◇	◇				
			◇	◇	◇	◇	◇	◇	◇	◇	◇	◇				
			◇	◇	◇	◇	◇	◇	◇	◇	◇	◇				
			◇	◇	◇	◇	◇	◇	◇	◇	◇	◇				
			◇	◇	◇	◇	◇	◇	◇	◇	◇	◇				
			◇	◇	◇	◇	◇	◇	◇	◇	◇	◇				
			◇	◇	◇	◇	◇	◇	◇	◇	◇	◇				
			◇	◇	◇	◇	◇	◇	◇	◇	◇	◇				
			◇	◇	◇	◇	◇	◇	◇	◇	◇	◇				
			◇	◇	◇	◇	◇	◇	◇	◇	◇	◇				
			◇	◇	◇	◇	◇	◇	◇	◇	◇	◇				

SUMS	Runs											
	Hits											
	Errors											
	Left on Base											

#	Opposing Pitchers	W/L/S	IP	H	R	ER	BB	SO	HB	BK	TBF

#	Catchers	PB

Umpires	
HP :	3B :
1B :	
2B :	

	Visitor :		Date :	Start time :	Weather :
	Home :		Scorer :	End time :	Time of Game :

	Line up	Pos	1	2	3	4	5	6	7	8	9	10	AB	R	H	RBI

S U M S	Runs											
	Hits											
	Errors											
	Left on Base											

#	Opposing Pitchers	W/L/S	IP	H	R	ER	BB	SO	HB	BK	TBF

#	Catchers	PB	Umpires		
			HP :		3B :
			1B :		
			2B :		

| ☐ Visitor : | Date : | Start time : | Weather : |
| ☐ Home : | Scorer : | End time : | Time of Game : |

Line up	Pos	1	2	3	4	5	6	7	8	9	10	AB	R	H	RBI
		◇	◇	◇	◇	◇	◇	◇	◇	◇	◇				
		◇	◇	◇	◇	◇	◇	◇	◇	◇	◇				
		◇	◇	◇	◇	◇	◇	◇	◇	◇	◇				
		◇	◇	◇	◇	◇	◇	◇	◇	◇	◇				
		◇	◇	◇	◇	◇	◇	◇	◇	◇	◇				
		◇	◇	◇	◇	◇	◇	◇	◇	◇	◇				
		◇	◇	◇	◇	◇	◇	◇	◇	◇	◇				
		◇	◇	◇	◇	◇	◇	◇	◇	◇	◇				
		◇	◇	◇	◇	◇	◇	◇	◇	◇	◇				
		◇	◇	◇	◇	◇	◇	◇	◇	◇	◇				
		◇	◇	◇	◇	◇	◇	◇	◇	◇	◇				
		◇	◇	◇	◇	◇	◇	◇	◇	◇	◇				
		◇	◇	◇	◇	◇	◇	◇	◇	◇	◇				
		◇	◇	◇	◇	◇	◇	◇	◇	◇	◇				

SUMS											
	Runs										
	Hits										
	Errors										
	Left on Base										

#	Opposing Pitchers	W/L/S	IP	H	R	ER	BB	SO	HB	BK	TBF

#	Catchers	PB

Umpires	
HP :	3B :
1B :	
2B :	

_____
_____
_____
_____

| | Visitor : | Date : | Start time : | Weather : |
| | Home : | Scorer : | End time : | Time of Game : |

	Line up	Pos	1	2	3	4	5	6	7	8	9	10	AB	R	H	RBI
			◇	◇	◇	◇	◇	◇	◇	◇	◇	◇				
			◇	◇	◇	◇	◇	◇	◇	◇	◇	◇				
			◇	◇	◇	◇	◇	◇	◇	◇	◇	◇				
			◇	◇	◇	◇	◇	◇	◇	◇	◇	◇				
			◇	◇	◇	◇	◇	◇	◇	◇	◇	◇				
			◇	◇	◇	◇	◇	◇	◇	◇	◇	◇				
			◇	◇	◇	◇	◇	◇	◇	◇	◇	◇				
			◇	◇	◇	◇	◇	◇	◇	◇	◇	◇				
			◇	◇	◇	◇	◇	◇	◇	◇	◇	◇				
			◇	◇	◇	◇	◇	◇	◇	◇	◇	◇				
			◇	◇	◇	◇	◇	◇	◇	◇	◇	◇				
			◇	◇	◇	◇	◇	◇	◇	◇	◇	◇				
			◇	◇	◇	◇	◇	◇	◇	◇	◇	◇				
			◇	◇	◇	◇	◇	◇	◇	◇	◇	◇				

SUMS	Runs											
	Hits											
	Errors											
	Left on Base											

#	Opposing Pitchers	W/L/S	IP	H	R	ER	BB	SO	HB	BK	TBF

#	Catchers	PB	Umpires	
			HP :	3B :
			1B :	
			2B :	

	Visitor :		Date :		Start time :		Weather :
	Home :		Scorer :		End time :		Time of Game :

	Line up	Pos	1	2	3	4	5	6	7	8	9	10	AB	R	H	RBI
			◇	◇	◇	◇	◇	◇	◇	◇	◇	◇				
			◇	◇	◇	◇	◇	◇	◇	◇	◇	◇				
			◇	◇	◇	◇	◇	◇	◇	◇	◇	◇				
			◇	◇	◇	◇	◇	◇	◇	◇	◇	◇				
			◇	◇	◇	◇	◇	◇	◇	◇	◇	◇				
			◇	◇	◇	◇	◇	◇	◇	◇	◇	◇				
			◇	◇	◇	◇	◇	◇	◇	◇	◇	◇				
			◇	◇	◇	◇	◇	◇	◇	◇	◇	◇				
			◇	◇	◇	◇	◇	◇	◇	◇	◇	◇				
			◇	◇	◇	◇	◇	◇	◇	◇	◇	◇				
			◇	◇	◇	◇	◇	◇	◇	◇	◇	◇				
			◇	◇	◇	◇	◇	◇	◇	◇	◇	◇				
			◇	◇	◇	◇	◇	◇	◇	◇	◇	◇				
			◇	◇	◇	◇	◇	◇	◇	◇	◇	◇				

SUMS		1	2	3	4	5	6	7	8	9	10
	Runs										
	Hits										
	Errors										
	Left on Base										

#	Opposing Pitchers	W/L/S	IP	H	R	ER	BB	SO	HB	BK	TBF

#	Catchers	PB

Umpires	
HP :	3B :
1B :	
2B :	

	Visitor :		Date :		Start time :		Weather :	
	Home :		Scorer :		End time :		Time of Game :	

	Line up	Pos	1	2	3	4	5	6	7	8	9	10	AB	R	H	RBI

S U M S												
	Runs											
	Hits											
	Errors											
	Left on Base											

#	Opposing Pitchers	W/L/S	IP	H	R	ER	BB	SO	HB	BK	TBF

#	Catchers	PB	Umpires	
			HP :	3B :
			1B :	
			2B :	

| | Visitor : | | Date : | Start time : | Weather : |
| | Home : | | Scorer : | End time : | Time of Game : |

Line up	Pos	1	2	3	4	5	6	7	8	9	10	AB	R	H	RBI
		◇	◇	◇	◇	◇	◇	◇	◇	◇	◇				
		◇	◇	◇	◇	◇	◇	◇	◇	◇	◇				
		◇	◇	◇	◇	◇	◇	◇	◇	◇	◇				
		◇	◇	◇	◇	◇	◇	◇	◇	◇	◇				
		◇	◇	◇	◇	◇	◇	◇	◇	◇	◇				
		◇	◇	◇	◇	◇	◇	◇	◇	◇	◇				
		◇	◇	◇	◇	◇	◇	◇	◇	◇	◇				
		◇	◇	◇	◇	◇	◇	◇	◇	◇	◇				
		◇	◇	◇	◇	◇	◇	◇	◇	◇	◇				
		◇	◇	◇	◇	◇	◇	◇	◇	◇	◇				
		◇	◇	◇	◇	◇	◇	◇	◇	◇	◇				
		◇	◇	◇	◇	◇	◇	◇	◇	◇	◇				
		◇	◇	◇	◇	◇	◇	◇	◇	◇	◇				
		◇	◇	◇	◇	◇	◇	◇	◇	◇	◇				

SUMS											
	Runs										
	Hits										
	Errors										
	Left on Base										

#	Opposing Pitchers	W/L/S	IP	H	R	ER	BB	SO	HB	BK	TBF

#	Catchers	PB

Umpires	
HP :	3B :
1B :	
2B :	

_____
_____
_____
_____

	Visitor :		Date :		Start time :		Weather :	
	Home :		Scorer :		End time :		Time of Game :	

	Line up	Pos	1	2	3	4	5	6	7	8	9	10	AB	R	H	RBI
			◇	◇	◇	◇	◇	◇	◇	◇	◇	◇				
			◇	◇	◇	◇	◇	◇	◇	◇	◇	◇				
			◇	◇	◇	◇	◇	◇	◇	◇	◇	◇				
			◇	◇	◇	◇	◇	◇	◇	◇	◇	◇				
			◇	◇	◇	◇	◇	◇	◇	◇	◇	◇				
			◇	◇	◇	◇	◇	◇	◇	◇	◇	◇				
			◇	◇	◇	◇	◇	◇	◇	◇	◇	◇				
			◇	◇	◇	◇	◇	◇	◇	◇	◇	◇				
			◇	◇	◇	◇	◇	◇	◇	◇	◇	◇				
			◇	◇	◇	◇	◇	◇	◇	◇	◇	◇				
			◇	◇	◇	◇	◇	◇	◇	◇	◇	◇				
			◇	◇	◇	◇	◇	◇	◇	◇	◇	◇				
			◇	◇	◇	◇	◇	◇	◇	◇	◇	◇				
			◇	◇	◇	◇	◇	◇	◇	◇	◇	◇				

SUMS	Runs											
	Hits											
	Errors											
	Left on Base											

#	Opposing Pitchers	W/L/S	IP	H	R	ER	BB	SO	HB	BK	TBF

#	Catchers	PB	Umpires	
			HP :	3B :
			1B :	
			2B :	

	Visitor :		Date :		Start time :		Weather :
	Home :		Scorer :		End time :		Time of Game :

	Line up	Pos	1	2	3	4	5	6	7	8	9	10	AB	R	H	RBI
			◇	◇	◇	◇	◇	◇	◇	◇	◇	◇				
			◇	◇	◇	◇	◇	◇	◇	◇	◇	◇				
			◇	◇	◇	◇	◇	◇	◇	◇	◇	◇				
			◇	◇	◇	◇	◇	◇	◇	◇	◇	◇				
			◇	◇	◇	◇	◇	◇	◇	◇	◇	◇				
			◇	◇	◇	◇	◇	◇	◇	◇	◇	◇				
			◇	◇	◇	◇	◇	◇	◇	◇	◇	◇				
			◇	◇	◇	◇	◇	◇	◇	◇	◇	◇				
			◇	◇	◇	◇	◇	◇	◇	◇	◇	◇				
			◇	◇	◇	◇	◇	◇	◇	◇	◇	◇				
			◇	◇	◇	◇	◇	◇	◇	◇	◇	◇				
			◇	◇	◇	◇	◇	◇	◇	◇	◇	◇				
			◇	◇	◇	◇	◇	◇	◇	◇	◇	◇				
			◇	◇	◇	◇	◇	◇	◇	◇	◇	◇				

SUMS		1	2	3	4	5	6	7	8	9	10
	Runs										
	Hits										
	Errors										
	Left on Base										

#	Opposing Pitchers	W/L/S	IP	H	R	ER	BB	SO	HB	BK	TBF

#	Catchers	PB

Umpires	
HP :	3B :
1B :	
2B :	

	Visitor :		Date :		Start time :		Weather :	
	Home :		Scorer :		End time :		Time of Game :	

	Line up	Pos	1	2	3	4	5	6	7	8	9	10	AB	R	H	RBI

SUMS											
	Runs										
	Hits										
	Errors										
	Left on Base										

#	Opposing Pitchers	W/L/S	IP	H	R	ER	BB	SO	HB	BK	TBF

#	Catchers	PB	Umpires	
			HP :	3B :
			1B :	
			2B :	

Visitor :		Date :	Start time :	Weather :
Home :		Scorer :	End time :	Time of Game :

Line up	Pos	1	2	3	4	5	6	7	8	9	10	AB	R	H	RBI
		◇	◇	◇	◇	◇	◇	◇	◇	◇	◇				
		◇	◇	◇	◇	◇	◇	◇	◇	◇	◇				
		◇	◇	◇	◇	◇	◇	◇	◇	◇	◇				
		◇	◇	◇	◇	◇	◇	◇	◇	◇	◇				
		◇	◇	◇	◇	◇	◇	◇	◇	◇	◇				
		◇	◇	◇	◇	◇	◇	◇	◇	◇	◇				
		◇	◇	◇	◇	◇	◇	◇	◇	◇	◇				
		◇	◇	◇	◇	◇	◇	◇	◇	◇	◇				
		◇	◇	◇	◇	◇	◇	◇	◇	◇	◇				
		◇	◇	◇	◇	◇	◇	◇	◇	◇	◇				
		◇	◇	◇	◇	◇	◇	◇	◇	◇	◇				
		◇	◇	◇	◇	◇	◇	◇	◇	◇	◇				
		◇	◇	◇	◇	◇	◇	◇	◇	◇	◇				
		◇	◇	◇	◇	◇	◇	◇	◇	◇	◇				

SUMS		1	2	3	4	5	6	7	8	9	10
	Runs										
	Hits										
	Errors										
	Left on Base										

#	Opposing Pitchers	W/L/S	IP	H	R	ER	BB	SO	HB	BK	TBF

#	Catchers	PB

Umpires	
HP :	3B :
1B :	
2B :	

	Visitor :		Date :	Start time :	Weather :
	Home :		Scorer :	End time :	Time of Game :

	Line up	Pos	1	2	3	4	5	6	7	8	9	10	AB	R	H	RBI
			◇	◇	◇	◇	◇	◇	◇	◇	◇	◇				
			◇	◇	◇	◇	◇	◇	◇	◇	◇	◇				
			◇	◇	◇	◇	◇	◇	◇	◇	◇	◇				
			◇	◇	◇	◇	◇	◇	◇	◇	◇	◇				
			◇	◇	◇	◇	◇	◇	◇	◇	◇	◇				
			◇	◇	◇	◇	◇	◇	◇	◇	◇	◇				
			◇	◇	◇	◇	◇	◇	◇	◇	◇	◇				
			◇	◇	◇	◇	◇	◇	◇	◇	◇	◇				
			◇	◇	◇	◇	◇	◇	◇	◇	◇	◇				
			◇	◇	◇	◇	◇	◇	◇	◇	◇	◇				
			◇	◇	◇	◇	◇	◇	◇	◇	◇	◇				
			◇	◇	◇	◇	◇	◇	◇	◇	◇	◇				
			◇	◇	◇	◇	◇	◇	◇	◇	◇	◇				
			◇	◇	◇	◇	◇	◇	◇	◇	◇	◇				

SUMS	Runs											
	Hits											
	Errors											
	Left on Base											

#	Opposing Pitchers	W/L/S	IP	H	R	ER	BB	SO	HB	BK	TBF

#	Catchers	PB	Umpires		
			HP :	3B :	
			1B :		
			2B :		

	Visitor :	Date :	Start time :	Weather :
	Home :	Scorer :	End time :	Time of Game :

	Line up	Pos	1	2	3	4	5	6	7	8	9	10	AB	R	H	RBI
			◇	◇	◇	◇	◇	◇	◇	◇	◇	◇				
			◇	◇	◇	◇	◇	◇	◇	◇	◇	◇				
			◇	◇	◇	◇	◇	◇	◇	◇	◇	◇				
			◇	◇	◇	◇	◇	◇	◇	◇	◇	◇				
			◇	◇	◇	◇	◇	◇	◇	◇	◇	◇				
			◇	◇	◇	◇	◇	◇	◇	◇	◇	◇				
			◇	◇	◇	◇	◇	◇	◇	◇	◇	◇				
			◇	◇	◇	◇	◇	◇	◇	◇	◇	◇				
			◇	◇	◇	◇	◇	◇	◇	◇	◇	◇				
			◇	◇	◇	◇	◇	◇	◇	◇	◇	◇				
			◇	◇	◇	◇	◇	◇	◇	◇	◇	◇				
			◇	◇	◇	◇	◇	◇	◇	◇	◇	◇				
			◇	◇	◇	◇	◇	◇	◇	◇	◇	◇				
			◇	◇	◇	◇	◇	◇	◇	◇	◇	◇				

SUMS											
	Runs										
	Hits										
	Errors										
	Left on Base										

#	Opposing Pitchers	W/L/S	IP	H	R	ER	BB	SO	HB	BK	TBF

#	Catchers	PB

Umpires	
HP :	3B :
1B :	
2B :	

☐	Visitor :	Date :	Start time :	Weather :
☐	Home :	Scorer :	End time :	Time of Game :

	Line up	Pos	1	2	3	4	5	6	7	8	9	10	AB	R	H	RBI

SUMS		1	2	3	4	5	6	7	8	9	10
	Runs										
	Hits										
	Errors										
	Left on Base										

#	Opposing Pitchers	W/L/S	IP	H	R	ER	BB	SO	HB	BK	TBF

#	Catchers	PB

Umpires	
HP :	3B :
1B :	
2B :	

☐ Visitor :	Date :	Start time :	Weather :
☐ Home :	Scorer :	End time :	Time of Game :

	Line up	Pos	1	2	3	4	5	6	7	8	9	10	AB	R	H	RBI

SUMS											
	Runs										
	Hits										
	Errors										
	Left on Base										

#	Opposing Pitchers	W/L/S	IP	H	R	ER	BB	SO	HB	BK	TBF

#	Catchers	PB	Umpires	
			HP :	3B :
			1B :	
			2B :	

_____
_____
_____
_____

| | Visitor : | Date : | Start time : | Weather : |
| | Home : | Scorer : | End time : | Time of Game : |

	Line up	Pos	1	2	3	4	5	6	7	8	9	10	AB	R	H	RBI
			◇	◇	◇	◇	◇	◇	◇	◇	◇	◇				
			◇	◇	◇	◇	◇	◇	◇	◇	◇	◇				
			◇	◇	◇	◇	◇	◇	◇	◇	◇	◇				
			◇	◇	◇	◇	◇	◇	◇	◇	◇	◇				
			◇	◇	◇	◇	◇	◇	◇	◇	◇	◇				
			◇	◇	◇	◇	◇	◇	◇	◇	◇	◇				
			◇	◇	◇	◇	◇	◇	◇	◇	◇	◇				
			◇	◇	◇	◇	◇	◇	◇	◇	◇	◇				
			◇	◇	◇	◇	◇	◇	◇	◇	◇	◇				
			◇	◇	◇	◇	◇	◇	◇	◇	◇	◇				
			◇	◇	◇	◇	◇	◇	◇	◇	◇	◇				
			◇	◇	◇	◇	◇	◇	◇	◇	◇	◇				
			◇	◇	◇	◇	◇	◇	◇	◇	◇	◇				
			◇	◇	◇	◇	◇	◇	◇	◇	◇	◇				

SUMS	Runs										
	Hits										
	Errors										
	Left on Base										

#	Opposing Pitchers	W/L/S	IP	H	R	ER	BB	SO	HB	BK	TBF

#	Catchers	PB

Umpires	
HP :	3B :
1B :	
2B :	

	Visitor :		Date :		Start time :		Weather :	
	Home :		Scorer :		End time :		Time of Game :	

	Line up	Pos	1	2	3	4	5	6	7	8	9	10	AB	R	H	RBI
			◇	◇	◇	◇	◇	◇	◇	◇	◇	◇				
			◇	◇	◇	◇	◇	◇	◇	◇	◇	◇				
			◇	◇	◇	◇	◇	◇	◇	◇	◇	◇				
			◇	◇	◇	◇	◇	◇	◇	◇	◇	◇				
			◇	◇	◇	◇	◇	◇	◇	◇	◇	◇				
			◇	◇	◇	◇	◇	◇	◇	◇	◇	◇				
			◇	◇	◇	◇	◇	◇	◇	◇	◇	◇				
			◇	◇	◇	◇	◇	◇	◇	◇	◇	◇				
			◇	◇	◇	◇	◇	◇	◇	◇	◇	◇				
			◇	◇	◇	◇	◇	◇	◇	◇	◇	◇				
			◇	◇	◇	◇	◇	◇	◇	◇	◇	◇				
			◇	◇	◇	◇	◇	◇	◇	◇	◇	◇				
			◇	◇	◇	◇	◇	◇	◇	◇	◇	◇				
			◇	◇	◇	◇	◇	◇	◇	◇	◇	◇				

SUMS	Runs											
	Hits											
	Errors											
	Left on Base											

#	Opposing Pitchers	W/L/S	IP	H	R	ER	BB	SO	HB	BK	TBF

#	Catchers	PB

Umpires	
HP :	3B :
1B :	
2B :